ナースのためのスキルアップノート

看護の現場ですぐに役立つ
検査値のキホン

看護師さんなら知っておきたい検査値の知識！

中尾 隆明／岡 大嗣 著

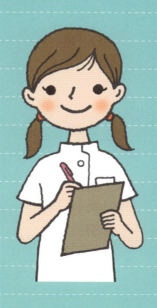

秀和システム

はじめに

　臨床検査値は、現代の医療にとって必要不可欠な要素です。血液検査、尿検査、心電図、呼吸機能など、様々な検査があります。5,000以上の項目があり、小さな項目を合わせると10,000種類ともいわれます。

　昨今では院外処方箋に血液検査の値が記載されるなど、その重要性は増しています。

　本書は、血液検査と尿検査を中心に、薬と検査値の関係についても記載しております。薬の用量の適正化や副作用の回避など、多くの情報を学ぶことができます。そして、現場において目に止まった検査値を、「目的に応じて使い分ける知識」を身に付けられます。

　新人ナース（職歴数年程度）は、多忙な職場ゆえ、わからないことがあっても先輩ナースに聞くこともままならず、これまで学んだ知識が正しいのか不安を抱えています。ときには習ってもいないようなことをあたりまえのように指示され、処置にとまどうこともあるといいます。

　看護師という責任ある職種にとって、適切な「検査値の知識」の習得は、喫緊の課題といえます。

　当然ながら、自分の看護処置が適切なのか、絶えず自問しながら毎日を過ごしますが、そこには人の命をあずかるという重責もあいまって、過度の疲労と緊張感を強いられます。本書は、看護の現場における必須の検査値の基礎知識を的確に身に付けるための簡潔で実用性の高いポイント解説書です。

2017年3月

中尾　隆明

岡　大嗣

看護の現場ですぐに役立つ
検査値のキホン

contents

はじめに ……………………………………………… 2

本書の特長 ………………………………………… 6

本書の使い方 ……………………………………… 7

この本の登場人物 ………………………………… 8

chapter 1 検査値とは

検査値ってなに？ ………………………………… 10

検査値と薬の関わり ……………………………… 13

血液検査ってなに？ ……………………………… 15

 column　共用基準範囲 ……………………… 16

chapter 2 血液系・凝固系検査

白血球数 …………………………………………… 18

赤血球 ……………………………………………… 22

ヘモグロビン、ヘマトクリット、赤血球恒数 …… 27

血小板 ……………………………………………… 31

 column　血小板数と肝臓の繊維化 ………… 35

プロトロンビン時間 - 国際標準比 ……………… 36

chapter 3 タンパク質・酵素系検査

総タンパク ………………………………………… 40

アルブミン ………………………………………… 43

アルブミン・グロブリン比 ……………………… 46

C反応性タンパク ……………………………………………………………… 48

アルカリフォスファターゼ …………………………………………………… 50

乳酸脱水素酵素 ………………………………………………………………… 52

クレアチンキナーゼ …………………………………………………………… 54

アミラーゼ ……………………………………………………………………… 56

column 病名を理解するポイント① ……………………………………… 58

chapter 4 腎機能・肝機能・胆道系検査

血液尿素窒素 …………………………………………………………………… 60

column 様々な腎機能の指標 ………………………………………………… 62

血清クレアチニン ……………………………………………………………… 63

アスパラギン酸アミノトランスフェラーゼ ……………………………… 66

アラニンアミノトランスフェラーゼ ……………………………………… 67

γ-グルタミルトランスペプチダーゼ ……………………………………… 69

総ビリルビン、間接ビリルビン、直接ビリルビン ……………………… 71

尿酸 ……………………………………………………………………………… 74

chapter 5 脂質系・糖質系検査

総コレステロール ……………………………………………………………… 78

中性脂肪 ………………………………………………………………………… 81

HDLコレステロール …………………………………………………………… 84

LDLコレステロール …………………………………………………………… 86

グルコース／血糖値 …………………………………………………………… 88

グリコヘモグロビンA1c ……………………………………………………… 94

column 病名を理解するポイント② ……………………………………… 96

chapter 6 ミネラル系検査

ナトリウム ………………………………………………………… 98
カリウム ……………………………………………………………… 101
カルシウム …………………………………………………………… 105
無機リン ……………………………………………………………… 108
マグネシウム ………………………………………………………… 110
鉄 ……………………………………………………………………… 112
　column　ヘム鉄と非ヘム鉄 ………………………………… 114

chapter 7 尿検査

尿検査ってなに？ …………………………………………………… 116
尿量 …………………………………………………………………… 117
尿比重 ………………………………………………………………… 120
尿pH ………………………………………………………………… 121
尿タンパク …………………………………………………………… 123
尿糖 …………………………………………………………………… 124
尿潜血 ………………………………………………………………… 126
　column　ビタミンCは尿検査に影響を与える ……………… 127
尿中ケトン体 ………………………………………………………… 128

参考文献 ……………………………………………………………… 130
索引 …………………………………………………………………… 131

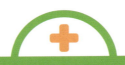

本書の特長

　検査値と聞くだけで、難しく厄介なものだというイメージがあると思います。そこで、本書は「正しく検査値を理解し、数値に惑わされないこと」をコンセプトとして書かれてあります。

役立つポイント1　イメージしやすい見出しとイラスト

　検査値について調べても、堅い文章や難しい用語が多すぎて、理解できない経験をしたことはありませんか。そのような事態に陥らないために、知りたいことがすぐにイメージできる見出しとイラストを設定しました。

役立つポイント2　実践ですぐに役立つ

　薬剤師の立場から検査値の基準範囲や、それぞれの数値で考えられる状態について詳しく書いています。さらに、検査値に影響する薬についても学べます。

役立つポイント3　ベテラン看護師のアドバイス

　補足説明や痒いところに手が届く、ちょっとしたアドバイスを随所に入れてありますので、合わせて読んでいただくことでより理解が深まるようになっています。

　以上、看護師になりたての方だけでなく、ベテラン看護師まで幅広く参考にしていただければ幸いです。

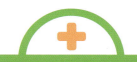

本書の使い方

　本書は第1章から第7章までで構成されています。検査をする必要性などの根本的な部分から、それぞれの検査値のポイント、薬と検査値の関係など幅広い情報を記載しています。

第1章 検査値とは
　なぜ、検査をするのかを見ていきましょう。一つの検査から「正常」の判断はできません。

第2章 血液系・凝固系検査
　血液の細胞成分である白血球、赤血球、血小板の血液検査について理解しましょう。

第3章 タンパク質・酵素系検査
　生体内で様々な役割を持つ「タンパク質系・酵素系」の血液検査を理解しましょう。

第4章 腎機能・肝機能・胆道系検査
　老廃物や薬などの排泄に関わる「腎・肝・胆道系」の血液検査を理解しましょう。

第5章 脂質系・糖質系検査
　生活習慣病の予防や治療に重要な「脂質系・糖質系」の血液検査を理解しましょう。

第6章 ミネラル系検査
　体に必須な栄養素の一つである「ミネラル」の血液検査を理解しましょう。

第7章 尿検査
　腎臓との関係だけでなく、肝臓、感染、糖尿病、薬など、尿検査の重要性を理解しましょう。

　基本から学びたい人は最初から、ある項目だけを知りたい方は途中から、というように読む人に合わせてどこから読んでも知りたい情報が得られます。それぞれの項目でポイントを絞って解説してありますので、好きなところから読んでいただいてかまいません。
　また、すぐに現場で役立つように、薬の名前は商品名を記載しています。「あ、この薬はうちの病棟で使っている」などと考えながら、じっくり読み進めていただけると幸いです。

この本の登場人物

本書の内容をより的確に理解していただくために医師、
ベテランナース、先輩ナースからのアドバイスやポイントの説明を掲載しております。
また、新人ナースや患者さんも登場します。

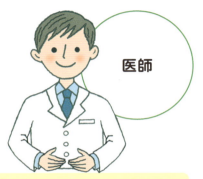

医師

病院の勤務歴8年。的確な判断と処置には評判があります。

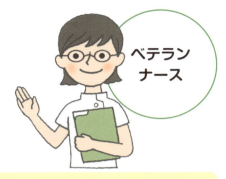

ベテランナース

看護師歴12年。優しさの中にも厳しい指導を信念としています。

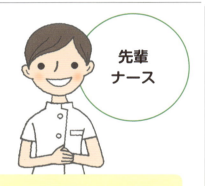

先輩ナース

看護師歴5年。新人ナースの指導役でもあります。

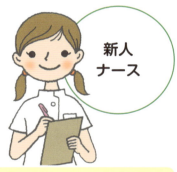

新人ナース

看護師歴1年。看護記録について、「Nurse Note」をまとめながら、勉強しています。

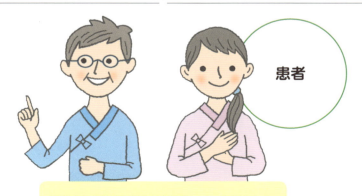

患者

患者さんからの気持ちなどを語っていただきます。

検査値とは

なぜ、検査をするのかを見ていきましょう。
1つの検査から「正常」の判断はできません。

検査値ってなに？

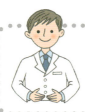

医療現場では、日々様々な検査が行われています。1つの検査で「患者のすべて」がわかればいいのですが、そう簡単ではありません。では、なぜ多種多様な検査をする必要があるのか、その内容についてみていきましょう。

✚ 検体検査と生体検査

　検査には、大きく分けて**検体検査**と**生体検査**があります。検体検査では患者の血液、尿、便、組織を採取し、分析機器を用いて酵素やホルモン、抗体、血球数などを測定します。
　一方、生体検査は、患者自身を対象に行う心電図、脳波検査、超音波、呼吸機能、筋電図などを指します。

検体検査	生体検査
患者の血液、尿、便、組織を採取し、酵素、ホルモン、抗体、血球数などを検査する。	患者自身を対象に、心電図、脳波検査、超音波、呼吸機能、筋電図などを検査する。

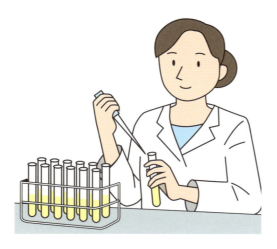
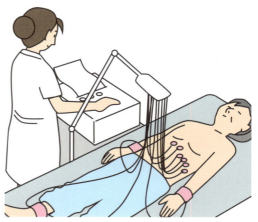

検査値の「基準範囲」とは

検査値には「この値であれば問題ない」という正常値はありません。一定の条件を満たした「多数の健常な成人」から得た検査結果をもとに検査値の「**基準範囲**」が決められます。ふだんよく目にする「HbA1c：4.6〜6.2％」などの数値は、「基準となる値」でしかありません。しかし、この基準範囲をもとに、病気の診断、薬の選択や用量の調節を行うこともあるため、きっちりと理解することが大切です。

「基準範囲」の決め方

まず、健康な成人の「検査値の平均値」を計算します。そして、その値のバラツキである「**標準偏差**」を**2倍した値の範囲（95％信頼区間）**を「**基準範囲**」と定めます。このときの平均値を**基準値**と呼びますが、広い意味では基準範囲ことを基準値と呼ぶ場合もあります。

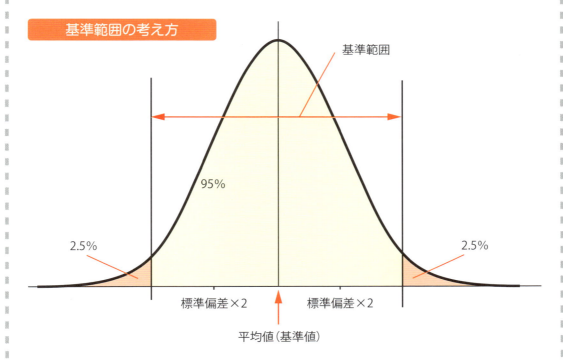

基準範囲の考え方

もう少しわかりやすく説明しますと、健常な成人100人の検査データの平均を取り、平均値から近い値から95人分が入る値の範囲を「検査値の基準範囲」と定めているのです。

ここで、「残りの5人は異常なのか」というと、もちろんそうではありません。あくまで、基準値という定義から外れているだけで、「健常な成人」に変わりありません。

このように、基準範囲というのは正常な範囲の目安に過ぎず、個人差も大きいものなので、少し外れたからといって、必ずしも異常であるとは限りません。病気に関係する他の基準値を照らし合わせたり、バイタルデータなども考慮に入れながら、総合的に判断する必要があります。

臨床判断値とは

　検査値の基準範囲は、判断するための「ものさし」に過ぎません。つまり、必ずしも診断や予防、治療目標の目安となるわけではありません。そこで、病気の診断や予防、治療の目標となる検査値が**臨床判断値**です。

　臨床判断値は、「疫学研究＊」により設定されています。将来に疾患が発症する恐れがあるため、何かしら「予防のための対策」が求められる値です。**医学的閾値（いきち）**とも呼ばれ、各専門学会のガイドラインを用いて公表されています。

▼臨床判断値の例

検査項目	臨床判断値	根拠
尿酸	7.0 mg/dL	高尿酸血症・痛風の治療ガイドライン第2版 高尿酸血症は血清尿酸値＞7.0 mg/dL
中性脂肪	150 mg/dL	動脈硬化性疾患予防ガイドライン2012年版 高TG血症はTG≧150mg/dL 高LDL-C血症はLDL-C＞140mg/dL 低HDL-C血症はHDL-C＜40mg/dL
LDL-C（悪玉コレステロール）	140 mg/dL	
HDL-C（善玉コレステロール）	40 mg/dL	

医療機関によって検査結果が異なる？

　医療機関で採取された検体の多くは外部の検査会社に委託されています。同じ検査項目であっても、検査機器や試薬、検査方法によって、数値やその基準値は異なります。このため、ある検査項目がA病院では基準範囲内であっても、B病院では範囲外になるもあります。検査結果はあくまでも、体の状態を判断する補助的なものだと理解することが大切です。

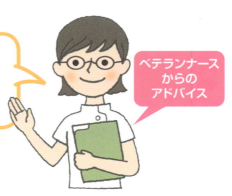

検査値の基準範囲とは、「正常な範囲の目安」です。
数値だけみるのではなく、総合的な視点を持ちましょう。

ベテランナースからのアドバイス

＊**疫学研究**　疾病の罹患（りかん）をはじめ「健康に関する事象の頻度や分布」を調査し、その要因を明らかにする科学研究のこと。

検査値と薬の関わり

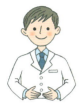

検査値は検体を採取したときの体の状態を表します。一方、薬は体の構造や機能に影響を与えて、病気の予防や治療をするものです。
薬を使用すると体の状態が変化しますが、一部の薬は「特定の検査値の結果」を変化させることがあります。検査値を正しく読み解くためには、検査値と薬の関わりを理解することが大切です。

薬が検査値に与える影響

●薬の作用により検査結果が変わる

アロプリノール（商品名：ザイロリック）はキサンチンオキシダーゼと呼ばれる酵素の働きを抑えて、尿酸をつくられにくくする薬です。この薬を服用すると、血液中の尿酸値が低下します。この例のように、薬の作用を知ることで、検査値の変化を予想することができます。

●薬の副作用により臓器が障害される

薬の副作用により、腎臓や肝臓などの組織が障害されることがあります。臓器が障害されると、細胞から臓器特有の酵素が漏れ出し、特定の物質が排泄されにくくなり血液中に滞ることがあります。腎機能の程度を表す「クレアチニン」や肝障害の程度をあらわす「ALT、AST」など、多くの検査項目が該当します。

●薬物治療により病気が改善する

細菌感染症では、炎症の程度を表す「CRP」が上昇します。適切な抗菌剤を用いると、病原菌を排除することができます。感染症が改善し、炎症が治まるためCRPは正常値に戻ります。

●検体そのものや検査反応に影響をおよぼす

尿ケトン体の測定では、尿と試験紙を反応させて、変色した試験紙の色により判定を行います。薬のなかには、尿の色を変化させるものがあります。このような薬を用いた場合、ケトン体が含まれていないにもかかわらず、陽性反応が出る「偽陽性」となり、誤った判定をする恐れがあります。このような反応は、尿検査で時々見られるため注意が必要です。

検査値と薬の関係を理解しておくことで、「薬の効果がきちんと現れているのか」、「副作用が起きていないか」を予測することができます。さらに、薬の影響による「間違った判断」を防ぐことができます。

検査値を活用して薬の量をコントロールする

薬の中には検査値のデータをもとに、その用量を調節するものがあります。

●薬の効果の目安となる検査値

代表例は**ワルファリンカリウム**(商品名:ワーファリン)です。ワルファリンカリウムは、血の塊である**血栓**をできにくくし、**血液をさらさら**にする薬です。血栓を防ぐことで、心臓や脳の血管に血栓が詰まる心筋梗塞や脳梗塞を予防することができます。

ワルファリンカリウムの用量調節には「PT-INR」を用います。PT-INRは血液がどの程度さらさらであるのかをあらわす目安です。70歳未満では、PT-INRを2.0～3.0に収めることが推奨されています。

定期的に血液検査を行い、値が高ければワルファリンカリウムの量を減らし、逆に低ければ薬の量を増やします(詳細はPT-INRを参照)。

●薬の排泄能力の目安となる検査値

体内に吸収された薬は、血液に乗って全身を巡ります。その後、肝臓などの臓器で代謝を受け、胆汁中や尿中に排泄されます。このように、薬の排泄には、腎臓と肝臓が大きく関わっています。

これらの臓器が障害されて薬を排泄する能力が落ちると、薬が体内に留まり、重大な副作用を引き起こす恐れがあります。副作用なく薬の効果を発揮させるためには、腎臓と肝臓の排泄能力を考えて薬の量を決めなければなりません。そこで役に立つのが検査値です。

腎機能の場合、クレアチニンクリアランスやeGFRと呼ばれる検査値を用いることで、「どの程度薬の排泄能力があるか」を予測することができます。詳細は血液尿素窒素(本文60ページ)を参照。

肝機能の場合、Child-Pugh (チャイルドピュー) 分類を用いて肝障害の重症度を判断します。肝臓で処理される薬は、肝障害の程度を考慮しながら薬の用量を判断します。肝障害の重症度の判断には「ビリルビン」および「アルブミン」が関わります。詳細はビリルビン(本文71ページ)、アルブミン(本文43ページ)の項目を参照。

薬によっては、腎機能・肝機能に対応した薬の用量が、添付文書に記載されています。薬を使用する際には、これらの検査値を理解することが大切です。

▼Child-Pugh分類

項目 \ 点数	1点	2点	3点
脳症	なし	軽症	ときどき昏睡
腹水	なし	少量	中等量
血清ビリルビン (mg/dL)	2.0未満	2.0～3.0	3.0超
血清アルブミン (g/dL)	3.5超	2.8～3.5	2.8未満
プロトロンビン活性 (%)	70超	40～70	40未満

Child-Pugh分類クラス	Child-Pughスコア
A (軽症)	5～6点
B (中等症)	7～9点
C (重症)	10～15点

項目ごとの点数を合計したChild-Pughスコアにより肝障害の重症度が判断できます。

血液検査ってなに？

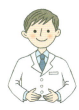

血液検査とは、検査の対象になる人から採取された血液の状態を調べる検査です。血液は、体中に栄養素や酸素を補い、老廃物や二酸化炭素を排泄器官に運ぶなど、生体を維持する役割を持ちます。
血液には血漿などの**液体成分**と赤血球や白血球、血小板などの**細胞成分**が含まれています。さらに、糖類、酵素などのタンパク質、脂質、ミネラルなど様々な成分が溶け込んでいます。そのため、血液検査は非常に多くの情報から体の状態を把握でき、病気の診断や予防、治療に役立ちます。

血液の検体の種類

　血液の検体には血清、全血、血漿があり、血液検査の項目によって、検体の種類が異なります。血液中には、血液を固めるための**凝固因子**（ぎょうこ）が含まれています。採取後の血液を放置すると、凝固因子が働き、血液凝固反応が起こります。そして、**血餅**（けっぺい）と呼ばれる血液の塊がつくられます。

　血餅は、フィブリンと呼ばれる網目状のタンパク質が赤血球、白血球、血小板などの細胞成分を絡めとって固まったものです。血餅がつくられた後に残った上澄み液を**血清**と呼びます。

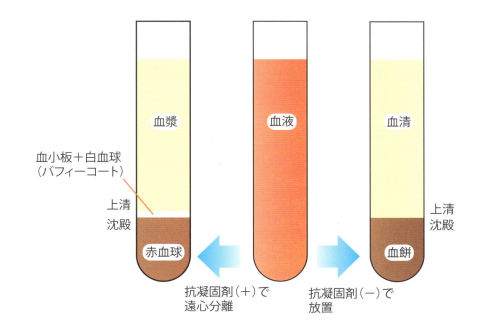

血清は、凝固反応が進んだあとの状態であるため、体内おける通常の状態とは異なります。体内の血液の性質に近づけるためには、血液が固まらないよう、凝固反応を抑える必要があります。採取後の血液に抗凝固薬（EDTAなど）を添加することで、血液を放置しても、凝固反応を起こらないようにできます。この方法でつくられた検体を**全血**（ぜんけつ）と呼びます。

　さらに、全血に遠心力を用いて分離（遠心分離）させると、血液の細胞成分と液体成分に分かれます。このときの液体成分を**血漿**（けっしょう）と呼びます。

●血液の検体の種類のまとめ

全血：血液中のすべての成分を含む。
血漿：細胞成分（赤血球、白血球、血小板）を含まない。凝固因子を含む。
血清：細胞成分と凝固因子を含まない。

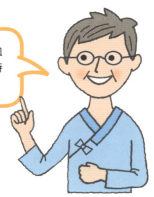

血液検査の種類によって、全血、血漿、血清を使い分けているのですね。検査に時間がかかるのも納得です。

共用基準範囲

　検査値の基準範囲を設定する際、絶対的なルールはありません。そのため、施設ごとに基準範囲が異なることがあります。

　近年では、医療の質の向上や効率化を図るため、医療機関がそれぞれ役割を分担し、医療機関同士の連携が進んでいます。これに伴い、患者の検査値を共有することが重要となり、どの医療機関でも共用できる基準範囲が望まれるようになりました。

　このような背景のもと、日本臨床検査標準化協議会（JCCLS）内に設立された基準範囲共用化委員会は、日常的に用いられる40検査項目の共用基準範囲案を公表し、その利用に関わる各種学術団体や業界団体の意見を反映させたのち、2014年に共用基準範囲を公開しました。

　現在では多くの医療機関で共用基準範囲が採用され、臨床現場での基準範囲にまつわる混乱が解消されつつあります。なお、本書で紹介する検査項目の多くは共用基準範囲から引用しております。

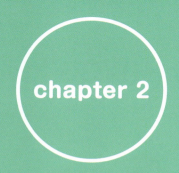

chapter 2

血液系・凝固系検査

血液の細胞成分である白血球、赤血球、血小板の血液検査について紹介します。

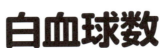

白血球数
(WBC：white blood cell count)

基準値：3.3〜8.6 ×10^3/μL

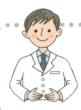

血液に含まれる細胞成分です。骨髄にある造血幹細胞（血液の細胞成分の元になる細胞）からつくられます。体内に侵入した細菌やウイルスなどの異物の排除、腫瘍細胞や役目を終えた細胞を排除するなど生体防御に関わります。

白血球のポイント

　白血球は、異物が体内に侵入して起こる炎症や、白血病などの血液の病気の診断および経過観察に用いられます。白血球の数値は一般的に、炎症を起こす疾患や血液腫瘍で増加し、骨髄の働きが抑制されると減少します。
　白血球は、好中球、好酸球、好塩基球、リンパ球、単球と5種類に分けることができます。好中球、好酸球、好塩基球を合わせて顆粒球（かりゅうきゅう）と呼びます。白血球は単に数だけを見るのではなく、種類のバランス（構成比率）によって、疾患の分別を行います。

●好中球

　好中球は、細菌などの異物が体内に入ると、血管の外に出て（**遊走作用**（ゆうそう））、異物を取り込み（**貪食作用**（どんしょく））、殺菌する（**殺菌作用**）という特徴を持ちます。好中球は、その成熟段階によって、**桿状核球**（かんじょうかくきゅう）と**分葉核球**（ぶんようかくきゅう）に分類されます。桿状核球は棒状の核を持つ未成熟な好中球です。成熟するにつれて3から4つに分かれ、分葉核球となります。

骨髄で生産されてある程度成熟して血液中に出ます。	抹梢血液で早熟な桿状核球はどんどん成熟していきます。	抹梢血液中で成熟して分葉核球になります。	どんどん成熟して分葉していきます。
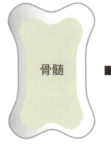	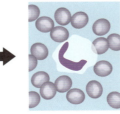	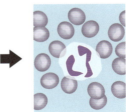	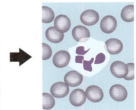

通常、血液中では、好中球は成熟した分葉核球が大部分を占めます。細菌感染など「好中球が増加する非常事態」では、骨髄から未成熟の桿状核球が放出され、血液中の桿状核球の割合が高くなります。高齢者の細菌性肺炎などでは白血球数の増加が認められない場合がありますが、桿状核球の割合が増加するため、細菌感染を推定することができます。

●リンパ球

リンパ球は骨髄で成熟するB細胞と胸腺で成熟するT細胞に分類されます。B細胞は抗体産生による体液性免疫、T細胞は直接ウイルスなどの異物を排除する細胞性免疫を担います。ウイルス感染では、一般的にリンパ球の比率が高まりますが、白血球数は減少する場合があります。

●単球

好中球と同様に働き、細菌などの異物を取り込む作用（貪食作用）を持ちます。異物を取り込んだ際、リンパ球にその情報を伝える役割を持ちます。情報が伝わることで、免疫反応がはじまります。

●好酸球

好中球と同様に、異物を取り込み殺菌する作用（貪食作用）があります。好酸球の特長は、寄生虫を殺傷する働きを持つことです。また、アレルギー反応による炎症にも関与しており、気管支喘息では好酸球の割合が増加します。

●好塩基球

ヒスタミンやセロトニンなどの生理活性物質や血液凝固に関わるヘパリンが好塩基球の中に含まれています。アレルギー反応の際には、好塩基球からヒスタミンが放出され、発疹、蕁麻疹、気管支喘息、アナフィラキシーショックなどを引き起こします。

▼白血球の構成比

白血球の種類	構成比率（%）
好中球（Neutro）	40.0〜75.0
桿状核球（Stab）	1.0〜7.0
分葉核球（Seg）	34.0〜70.0
リンパ球（Lympho）	18.0〜49.0
単球（Mono）	2.0〜10.0
好酸球（Eosino）	0.0〜8.0
好塩基球（Baso）	0.0〜2.0

白血球が高いときに考えられる状態

● **好中球が増加**
急性感染症、悪性腫瘍、慢性骨髄性白血病、炎症を伴う疾患など。

● **リンパ球が増加**
伝染性単核症、リンパ性白血病、百日咳、流行性耳下腺炎、一部の慢性感染症。

● **好酸球が増加**
アレルギー疾患（気管支喘息、アトピー性皮膚炎など）、寄生虫症、猩紅熱（しょうこうねつ）、膠原病（こうげんびょう）、薬物アレルギー。

● **好塩基球が増加**
骨髄増殖症候群、甲状腺機能低下症、潰瘍性大腸炎、クローン病。

● **単球が増加**
単球性白血病、発疹性感染症（麻疹など）。

白血球が低いときに考えられる状態

● **白血球が減少**
再生不良性貧血（骨髄の働きが抑制される）、急性白血病、ウイルス感染症（麻疹、風疹など）。

● **好中球が減少**
重症感染症。

● **好酸球が減少**
腸チフス。

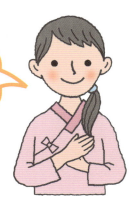

白血球は5種類もあり、それぞれに様々な役割があるとわかりました。

白血球を増加させる薬

●**副腎皮質ホルモン製剤（ステロイド製剤）**
全身に投与した場合、好中球が増加するという報告があります。

●**顆粒球コロニー形成刺激因子（G-CSF）製剤（商品名：グランなど）**
抗がん剤は副作用として、骨髄の働きを抑え、白血球を減少させて免疫力を弱めるため、感染症にかかりやすくなります。この副作用を予防するためにG-CSF製剤が用いられます。G-CSF製剤は顆粒球の産生を促し、白血球数を増やします。

白血球を低下させる薬

●**抗がん剤**
骨髄の働きを抑えることで、白血球がつくられにくくなるため、減少します。

●**クロラムフェニコール**
稀に再生不良性貧血を起こすことがあります。再生不良性貧血では、骨髄に障害をきたすため、赤血球数だけでなく、白血球数や血小板数も低下させます。

●**無顆粒球症を起こす薬**

・甲状腺機能亢進症治療薬（商品名：メルカゾールなど）
・ST合剤（商品名：バクタなど）
・解熱鎮痛薬（商品名：インフリーなど）
・抗てんかん薬（商品名：アレビアチンなど）

薬剤が好中球と結合することで異物と認識され、アレルギー反応を起こすおそれがあります。これにより、**無顆粒球症**（リンパ球以外の白血球が減少する状態）が引き起こされます。

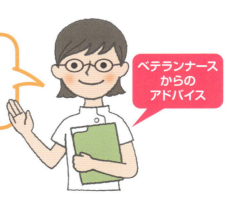

感染症だけに目を向けてはいけません。脱水、ストレス、アレルギー、がんや薬の影響を考え、白血球の種類にも注目しましょう。

ベテランナースからのアドバイス

赤血球
(RBC：red blood cell count)

基準値：男性　4.35〜5.55（×10^6/μL）
　　　　女性　3.86〜4.92（×10^6/μL）

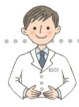

肺から全身の組織に酸素を運搬し、組織から肺へ二酸化炭素を運搬する働きを持ちます。

➕ 赤血球のポイント

血液の細胞成分の一つであり、ヘモグロビン（赤色色素）や塩類（Na^+, Ca^{2+}, K^+, Cl^-）、酵素などを含みます。

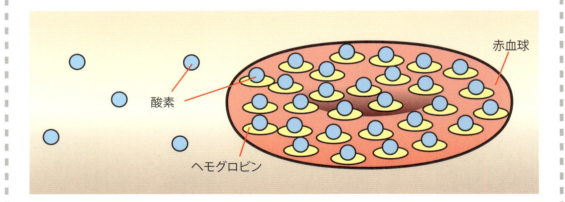

酸素を運ぶ赤血球

毎日約2000億個の赤血球が骨髄でつくられています。骨髄でつくられた赤芽球系前駆細胞は、腎臓で産生されるエリスロポエチンというホルモンによって赤血球へと成長を促されます。

赤血球ができるまで

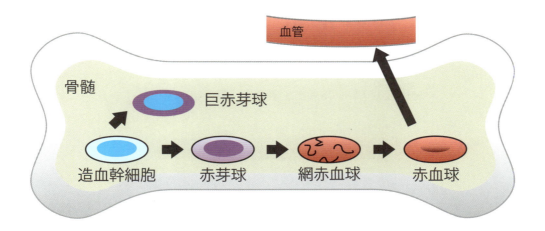

赤血球と腎臓の関係

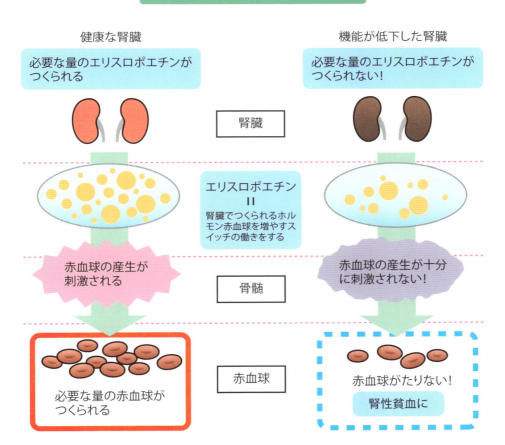

赤血球は成人の体内には約25兆個あります。成人の全身の細胞数は約60兆個であるため、全細胞の約40％を占めています。

　赤血球の寿命は約120日であり、古くなった赤血球は脾臓などで壊されます。赤血球が壊されるとヘモグロビンが放出され、ヘムとグロビンに分解されます。さらに、ヘムが分解されてビリルビンという黄色い色素に変わります。ビリルビンは胆汁中に排泄され、腸内細菌により無色のウロビリノーゲンに変えられます。さらにウロビリノーゲンは便の茶色のもととなるステルコビリンに変えられて便中に排泄されます。

　ウロビリノーゲンの一部は再び血液中に吸収されのち、尿中に排泄されます。

赤血球の構造

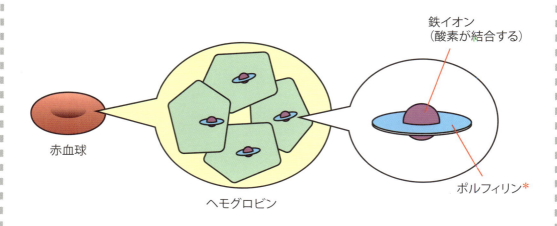

鉄イオン（酸素が結合する）
赤血球
ヘモグロビン
ポルフィリン*

採血をするときの注意

　赤血球は性別、年齢、採取部位で値に差が見られます。一般的に男性よりも女性で低い値となり、特に生殖年齢に達した女性では月経があるため男性よりも低くなります。新生児では、約 $5.5 \times 10^6 / \mu L$ 程度の値を示し、その後、徐々に減少します。幼児期には成人と同程度の値となります。また、耳垂（耳たぶ）などの末梢血では、10％値が高くなることがあります。

　採血後の血液は、EDTA（血液の凝固を防ぐ試薬）と十分に混ぜる必要があります。混和が不十分であると検体が凝固するだけでなく、赤血球数が測定できない場合や、著しく低い値となる場合があるため注意が必要です。

＊**ポルフィリン**　ピロールと呼ばれる窒素化合物4分子が輪状に結合した化合物。輪の中心に鉄イオンが結合したものを「**ヘム**」と呼ぶ。

赤血球が高いときに考えられる状態

●脱水症状
血液の液体成分の量は少なくなりますが、赤血球の数は変わりません。そのため、1μLあたりの赤血球数（濃度）は上昇します。何らかの要因により、赤血球量が絶対的または相対的に増加します。

●真性多血症
生まれつき血液を作る細胞に異常があるため、赤血球が異常に多くつくられます。

●二次性多血症
腎臓の腫瘍により、赤血球の成長を促すエリスロポエチンの産生が促されます。低酸素状態では、酸素を運搬する赤血球を増やすよう体が反応するため、エリスロポエチンの産生が促されます。その結果、赤血球が多くつくられ、数値が高くなります。

●ストレス多血症
脱水、喫煙、生活習慣病、高ストレスなどにより循環血液量が減少します。血液の量は減りますが、赤血球量は変わらないため、見かけ上赤血球が増加します。

赤血球が低いときに考えられる状態

●貧血
ヘモグロビンの濃度が下がり、赤血球がつくられにくくなる状態です。再生不良性貧血、腎性貧血、出血性貧血、鉄欠乏性貧血、鉄芽球性貧血、溶血性貧血、巨赤芽球性貧血、自己免疫性溶血性貧血などがあり、それぞれ見分け方が異なります（各貧血の詳細は赤血球恒数の項目を参照）。

赤血球を減少させる薬

●溶血性貧血（ハプテン型）を引き起こす薬
・ペニシリン系抗菌薬、セファロスポリン系抗菌薬、テトラサイクリンなど

「薬が結合した赤血球」に対して抗体ができます。この抗体が付着した赤血球は主に脾臓で破壊されるため、赤血球は減少します。薬の大量投与で起こりやすく、投与後7～10日で発症します。薬を中止すると数日から2週間で回復します。

●溶血性貧血（自己抗体型）を引き起こす薬
・メチルドパ（商品名：アルドメット）など

薬の投与により、赤血球に対して自分の細胞を誤って異物と認識する抗体（自己抗体）が産生される
ようになります。一般的に症状は軽度から中等度です。1〜2週間の間に徐々に症状が現れ、薬の中止に
より速やかに回復します。

●溶血性貧血（免疫複合体型）を引き起こす薬

・オメプラゾール（商品名：オメプラール）

・リファンピシン（商品名：リファジン）

・セファロスポリン系抗菌薬（商品名：フロモックスなど）

　薬に対して抗体ができ、薬と抗体が赤血球の膜に結合し、さらに抗体の働きを補助する補体（ほたい）と呼ばれ
るタンパク質が結合することで溶血します。血管内で溶血を起こし、悪寒、発熱、嘔吐、腰痛、腎障害、
ショックなどの激しい症状が現れます。

●鉄芽球性貧血を起こす薬

・イソニアジド（商品名：イスコチン）

・ピラジナミド（商品名：ピラマイド）

　ビタミンB_6やポルフィリン（ヘムの原料）の代謝を阻害するため、ヘム（ヘモグロビンの色素成分）が
合成されにくくなり、赤血球が減少します。

●巨赤芽球性貧血（葉酸欠乏）を起こす薬

・フェニトイン（商品名：アレビアチン）

・ST合剤（商品名：バクタ）

・メトトレキサート（商品名：リウマトレックス）

　葉酸を欠乏させることで、核酸（DNA）の合成が阻害されるため、正常な赤血球ができなくなり、赤
血球が減少します。

●巨赤芽球性貧血（ビタミンB_{12}欠乏）を起こす薬

・レボドパ製剤（商品名：メネシット、ネオドパストンなど）

　ビタミンB_{12}を欠乏させることで、細胞の成長に必要な核酸（DNA）の合成が阻害されます。細胞が正
常に成長できなくなり、通常よりも巨大で、ヘモグロビンを少量しか含まない異常な赤芽球（せきがきゅう）（巨赤芽球）
ができます。正常な赤血球はつくられにくくなり、赤血球は減少します。

●再生不良性貧血（汎血球減少症）を引き起こす薬

・クロラムフェニコール

・メトトレキサート（商品名：リウマトレックス）など

　骨髄中の造血幹細胞（血液の細胞成分の元になる細胞）が何らかの影響で障害されることで、赤血球、
白血球、血小板が低下する疾患です。薬剤により引き起こされる場合がありますが、原因ははっきりと
はわかっていません。

ヘモグロビン、ヘマトクリット、赤血球恒数

ヘモグロビン（Hb）基準値　：男性 13.7〜16.8 g/dL
　　　　　　　　　　　　　　女性 11.6〜14.8 g/dL
ヘマトクリット（Ht）基準値：男性 40.7〜50.1 %
　　　　　　　　　　　　　　女性 35.1〜44.4 %
MCV　基準値　：83.6〜98.2 fL（1 fLは1×10^{-15} L）
MCH　基準値　：27.5〜33.2 pg（1 pgは1×10^{-12} g）
MCHC　基準値：31.7〜35.3 %

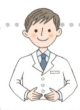

赤血球恒数は、赤血球の大きさや色素量など、赤血球の性質を判断するために算出する値です。赤血球恒数を理解するためには、まず、ヘモグロビンとヘマトクリットについて理解することが大切です。

ヘモグロビンのポイント

　赤血球中の赤色の色素（ヘム）を持つタンパク質で**血色素**（けっしきそ）とも呼ばれます。肺から全身に酸素を運搬する役割を持ちます。赤血球数、ヘマトクリットなどの値とともに、貧血のタイプや重症度の診断に用いられます。

　ヘモグロビンの数値には個人差があります。女性では月経があるため、一般的に男性よりも低値になります。高齢者では若年者よりも低い値になります。空気の薄い「高地に居住する人」は、比較的高い値になります。1日の間にもわずかながら変動がみられます。一般的に朝食後に高く、夜間睡眠中は低い傾向にあります。また、ストレスにより赤血球が多くなる病気（ストレス多血症）では、ヘモグロビンの数値が高くなります。

赤血球を構成するヘモグロビン

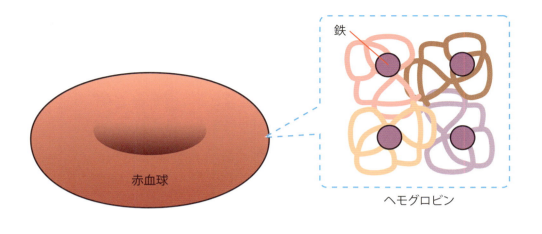

 ## ヘマトクリットのポイント

血液中（A）に占める赤血球（B）の容積の割合を表した値です。

ヘマトクリットの考え方（Ht＝B÷A）

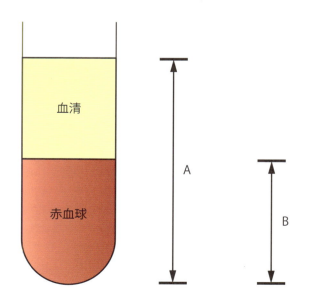

貧血で低値を示し、赤血球が増える病気（多血症）では高値となります。赤血球数、ヘモグロビンなどの値とともに、貧血のタイプの見分けや、重症度の判断に用いられます。

赤血球恒数

●赤血球恒数のポイント

　赤血球やヘモグロビンの値が基準範囲内であっても、他の血液成分とのバランスが悪ければ、赤血球は正常に働かない場合があります。このバランスを知るための判断材料となるのが**赤血球恒数**です。貧血には様々な種類がありますが、赤血球恒数は、その種類を見分けるために用いられます。

　平均赤血球容積（MCV）、平均赤血球血色素量（MCH）、平均赤血球血色素濃度（MCHC）を合わせて赤血球恒数と呼びます。これらは採血により得られた赤血球（RBC）、ヘモグロビン（Hb）、ヘマトクリット（Ht）の値から算出できます。

平均赤血球容積（MCV：mean corpuscular volume）

　基準値は83.6〜98.2 fL（1fLは1×10^{-15} L）です。赤血球1個あたりの平均の大きさです。MCVはHtとRBCの値を用いて、以下の式により算出されます。

$$\text{MCV (fL)} = \text{Ht (\%)} \div \text{RBC} (/\mu\text{L}) \times 10$$

平均赤血球血色素量（MCH：mean corpuscular hemoglobin）

　基準値は27.5〜33.2 pg（1pgは1×10^{-12} g）です。赤血球1個あたりに含まれる平均ヘモグロビン量です。MCHはHbとRBCの値を用いて、以下の式により算出されます。

$$\text{MCH (pg)} = \text{Hb (g/dL)} \div \text{RBC} (/\mu\text{L}) \times 10$$

平均赤血球血色素濃度（MCHC：mean corpuscular hemoglobin concentration）

　基準値は31.7〜35.3 %です。赤血球1個に含まれるヘモグロビンの平均濃度です。基準値を下回ると、ヘモグロビンの濃度が低い**低色素性**、基準値内では**正色素性**と分類されます。MCHCはHbとHtの値を用いて、以下の式で算出できます。

$$\text{MCHC (\%)} = \text{Hb (g/dL)} \div \text{Ht (\%)} \times 100$$

貧血の種類と赤血球恒数による分類

　貧血とは、ヘモグロビンが少ない状態のことで、体内の酸素が少ない状態です。世界保健機関（WHO）の基準では、ヘモグロビンの数値が「成人男子は13g/dl未満、成人女子や小児は12g/dl未満、妊婦や幼児は11g/dl未満」と定められています。

　症状としては疲れやすい、食欲が出ない、頭痛、息切れ、動悸、めまい、立ちくらみ、口角炎、脱毛、スプーン状爪、しびれ、失神などが見られます。

▼貧血の種類と原因

貧血の種類	原因
鉄欠乏性貧血	鉄分が不足する
鉄芽球性貧血	ヘモグロビンの合成過程に障害が生じる
出血性貧血	出血により体内の血液が減少する
溶血性貧血	溶血によって赤血球が不足する
再生不良性貧血	骨髄の障害により赤血球、白血球、血小板がつくられない
腎性貧血	腎機能障害によりエリスロポエチンの分泌が減少する（エリスロポエチン：赤血球の成長を促すホルモン）
悪性貧血（巨赤芽球性貧血の一種）	ビタミンB_{12}が不足する、葉酸が不足する

▼赤血球恒数による貧血の分類

	MCV	MCHC	考えられる貧血
小球性低色素性貧血	80以下	30以下	鉄欠乏性貧血、鉄芽球性貧血
正球性正色素性貧血	81～100	31～35	出血性貧血、溶血性貧血、再生不良性貧血、腎性貧血
大球性正色素性貧血	101以上	31～35	悪性貧血（ビタミンB_{12}欠乏、葉酸欠乏）

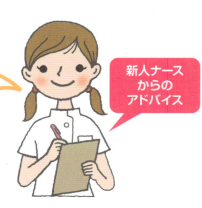

貧血の原因が「鉄の不足」だけじゃないことがわかりました。赤血球恒数にも目を向けます。

新人ナースからのアドバイス

血小板
(PLT：platelet)

基準値：158〜348 ×10³/μL

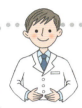

血液中に含まれる細胞成分の一種で、血液の凝固に関わります。血小板は骨髄中でつくられた**巨核球**（きょかくきゅう）と呼ばれる細胞の破片であり、核（遺伝子の情報を持つ細胞内の物質）を持ちません。

✚ 血小板のポイント

赤血球や白血球に比べて小さく、大きさは2μm程度です。血小板の数が5 × 10³/μL以下になると、血液が凝固されにくくなり、出血を正常に止められなくなります。

血液の細胞成分の大きさ

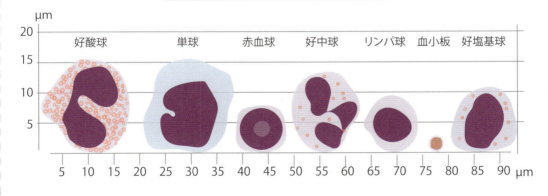

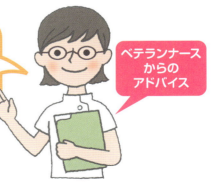

血小板が下がったときには、出血が起こりやすくなります。歯磨き、剃刀、爪切りの際には、傷つけないように注意しましょう。

ベテランナースからのアドバイス

血液凝固のしくみ

　血管が傷つくとその部分から出血が起こります。血液は体に必要な栄養素や酸素を運ぶ役割があります。そのため、出血が続くと血液が全身に流れなくなり、生命を維持することができなくなります。そこで、血液の流出を防ぐ機構として、凝固反応が備わっています。

　血管は傷つくと収縮し、血流量を低下させます。この血管の収縮には、血小板から出るセロトニンが関与しています。

　血小板は、血管が傷つき出血した部分に付着し、血小板の塊（白色血栓）をつくります。これを一次止血と呼びます。小さい出血であれば、この段階で止血することができます。

　さらに、血小板は活性化し、他の凝固因子と反応します。反応する凝固因子の一つであるプロトロンビンは、トロンビンに変換され、トロンビンはさらにフィブリノーゲンをフィブリンに変換します。フィブリンは細かい網目状のタンパク質で、赤血球や血小板を絡めとり、より強固な血液の塊（赤色血栓）を形成し、二次止血が行われます。

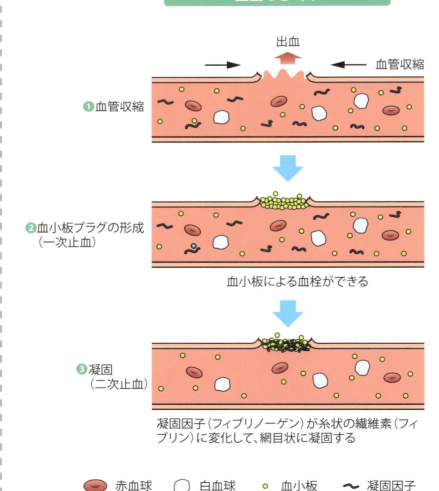

止血のしくみ

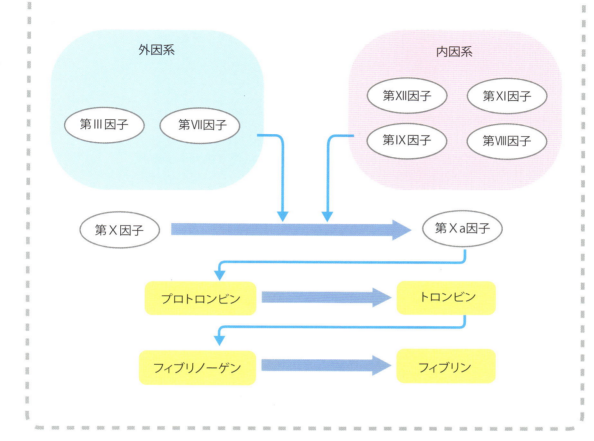

血小板が高いときに考えられる状態

骨髄において血小板の産生が亢進します。

●本態性血小板血症
骨髄で血小板が多く産生され、血小板数が増加します。

●慢性骨髄性白血病
骨髄細胞が増殖し、血小板が増加することがあります。

●真性多血症
主に赤血球が増加しますが、骨髄細胞が増殖し、白血球や血小板も増加することがあります。

血小板が低いときに考えられる状態

骨髄での血小板の産生が低下します。

●再生不良性貧血

造血幹細胞（赤血球、白血球、血小板の元となる細胞）が障害され、血液細胞が十分つくられなくなり、貧血が起こります。血小板もつくられにくくなり、低下します。

●急性白血病

骨髄の造血幹細胞が血液細胞（赤血球、白血球、血小板）になるまでの成長段階の細胞が「がん化」する病気です。成長の過程が障害されるため、血小板はつくられにくくなり低下します。

●巨赤芽球性貧血

ビタミンB_{12}または葉酸が不足すると、細胞の分裂が障害されます。そして、骨髄の造血幹細胞が十分成長できなくなり、赤血球や白血球、血小板がつくられにくくなります。また、血小板の破壊が亢進します。

●血小板減少性紫斑病

血小板に対する自己抗体ができる（免疫の異常）ため、血小板が脾臓で破壊され減少します。なぜ自己抗体ができるのかは、はっきりと解明されていません。

●肝硬変

腸管から血液が流れ込む静脈（腸間膜静脈）と脾臓から血液が流れ込む静脈（脾静脈）が合流して門脈となり、門脈から肝臓に血液が流れ込みます。肝硬変では、肝臓が硬くなり、血液が流れ込みにくくなります。その結果、脾臓に血液を溜め込み、脾臓が大きくなり**脾腫**となります。脾臓は血小板を壊す働きを持ちます。脾臓に血液が溜まることで、血小板の破壊が促され、血小板が減少します。

また、血小板の産生を促すトロンボポエチンと呼ばれる造血因子は肝臓で主につくられています。肝硬変により、トロンボポエチンの産生が低下することも血小板の低下につながります。

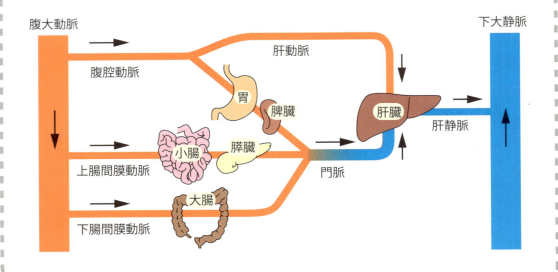

血小板を減少させる薬

●血小板に対する抗体を産生する薬（代表的なもの）
・サルファ剤（商品名：バクタ）
・リファンピシン（商品名：リファジン）
・ラニチジン（商品名：ザンタック）など

　薬が血小板に結合すると、血小板のかたちが変わります。かたちの変わった血小板は、体にとって異物と見なされます。そして免疫によって破壊され、減少することがあります。

●血小板産生を障害する薬（代表的なもの）
・インターフェロン製剤（ウイルス性肝炎などの治療薬）
・イマチニブ（商品名：グリベック）（慢性骨髄性白血病の治療薬）
・インフリキシマブ（商品名：レミケード）（関節リウマチの治療薬）

　これらの薬は骨髄の働きを抑制します。血小板はつくられにくくなり、低下します。

血小板を上昇させる薬

・エルトロンボパグオラミン（商品名：レボレード）

　慢性特発性血小板減少紫斑病（血小板が減少する病気）の治療薬です。血小板の産生を促すトロンボポエチンと同様に、トロンボポエチン受容体に作用します。骨髄前駆細胞から、血小板の元となる巨核球への成長を促すため、血小板が増加します。

血小板数と肝臓の繊維化

　組織が障害されると、その修復の過程で、**コラーゲン**と呼ばれる繊維がつくられます。コラーゲンは一時的に傷口を補うような役割を持ちます。やがて修復が終わると、コラーゲンは分解されて元の組織となります。慢性肝炎（肝臓の炎症が長引いた状態）では、肝臓が常に障害を受け、肝細胞が徐々にコラーゲンに置き換わり、肝臓の繊維化が進みます。繊維化が進むと肝硬変の状態になり、肝臓は正常に機能できなくなります。血小板は肝臓の繊維化の程度を予測するための指標として重要です。血小板数は繊維化の程度に応じて、約18万で軽度、約15万で中度、約13万で重度、約10万以下で肝硬変であると予測することができます。また、繊維化が進むと肝臓がんに移行しやすくなります。肝臓がんの約70％は肝硬変から移行して発症するといわれています。

プロトロンビン時間 - 国際標準比
(PT-INR: prothrombin time-international normalized ratio)

基準値：0.9〜1.1

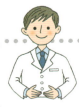

PT-INRは、「プロトロンビン時間（PT）」から算出することができます。PT-INRを理解するためには、まず、プロトロンビン時間を知る必要があります。

プロトロンビン時間（PT）のポイント

　血液凝固には、大きく分けて2種類の反応があります。血管の中にある因子が反応して起こる内因系凝固反応と、障害された組織から放出される因子によって起こる外因系凝固反応です。
　プロトロンビン時間は、外因系凝固因子がどの程度働いているかを反映する指標です。採取した血漿に検査試薬を添加すると、血液が固まり、**フィブリン**と呼ばれる細かい網目状のタンパク質の塊が現れます。
　試薬を添加した時点からフィブリンが析出するまでにかかる時間がプロトロンビン時間です。フィブリンを析出させるため、試薬には、血液凝固因子である「組織トロンボプラスチン」と「カルシウムイオン」を用います。正常では、プロトロンビン時間はだいたい11秒から13秒程度です。
　施設によってはプロトロンビン時間の測定に使用する試薬や機器が異なるため、測定結果に差が生まれます。PT-INRは、その差を埋め、世界中のどの施設でも同じ値となるように標準化した値です。
　肝障害（慢性肝炎、肝硬変、肝がん）、播種性血管内凝固症候群（DIC）、凝固因子欠乏症、ビタミンK欠乏症などの疾患で、PTが延長しPT-INRが高値となります。

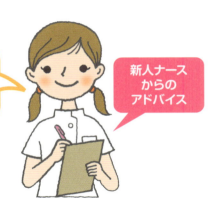

PTを標準化したものがPT-INRであると知りました。各医療機関で検査値がバラつかないように役立っているのですね。

新人ナースからのアドバイス

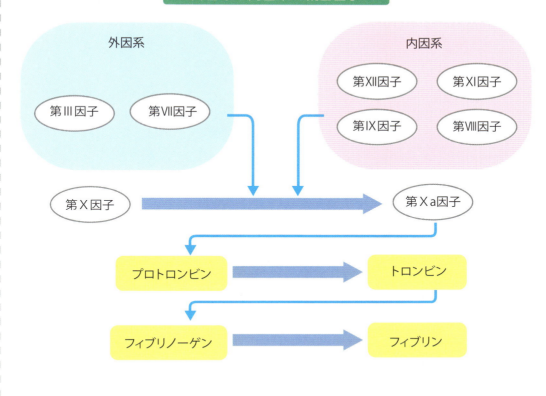

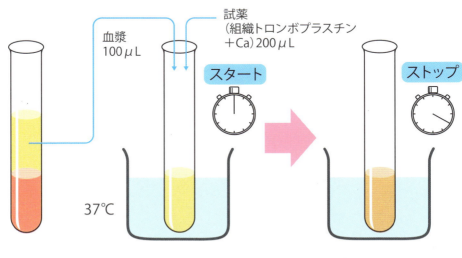

PT-INRを高値とする薬

　薬により肝機能障害が起こると、PTが延長しPT-INRは高値となります。肝障害により、肝臓における凝固因子の生成が障害されるため、高値となります。

●ワルファリンカリウム（商品名：ワーファリン）
　静脈血栓症、肺塞栓、心筋梗塞、脳塞栓などの血栓塞栓症（血の塊が血管に詰まる病気）の治療および予防に用いられる医薬品です。ビタミンKの作用に拮抗することで、第Ⅱ、第Ⅶ、第Ⅸ、第Ⅹ因子などビタミンK依存性凝固因子（ビタミンKがないとつくられない凝固因子）の生成を抑え、抗凝固作用を示します。

PT-INRによるワルファリンカリウムの用量調節

　ワルファリンカリウムは適切な用量で使用されれば、血栓塞栓症の予防につながります。しかし、ワルファリンカリウムの用量を増やしすぎると、抗凝固効果が過剰に現れ、出血をしやすい状態になります。そのため、脳出血など、致死的な臓器出血を引き起こす恐れがあります。

　また、ワルファリンカリウムの用量が少ない場合、十分な抗凝固作用が得られず、致死的な血栓塞栓症を起こします。そのため、ワルファリンカリウムの用量は生命に直結するため、厳密に管理されなければなりません。

　そこで、ワルファリンの用量調節の指標となるのがPT-INRです。「心房細動治療（薬物）ガイドライン（2013年改訂版）」（日本循環器学会）では、心房細動における抗凝血療法では、PT-INRは70歳未満では2.0〜3.0、70歳以上では1.6〜2.6で管理することを推奨しています。

　ワルファリンカリウム服用中の患者では、ビタミンKを含む食品（納豆、青汁など）の摂取によりPT-INRが低下するなど、生活習慣により影響を受けることがあります。ワルファリンカリウム服用中の患者では、定期的に血液検査を行い、PT-INRをしっかりとモニタリングすることが大切です。

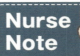
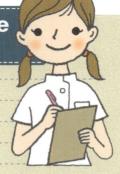

血液凝固に関わる検査値

　プロトロンビン時間（PT）とプロトロンビン時間国際標準比（PT-INR）の特徴は、主に次の3つです。
- 血液の固まりやすさの目安となる。
- PTが長くなると、PT-INRが高値になる。
- ワルファリンを服用すると高値になる。

　他にも肝障害やビタミンK欠乏症などの疾患があると、高値となるため注意しましょう。

タンパク質・酵素系検査

生体内で様々な役割を持つ「タンパク質系・酵素系」の血液検査を紹介します。

総タンパク
(TP：total protein)

基準値：6.6〜8.1 g/dL

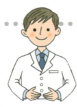

血液中には、アルブミンやグロブリン、凝固因子など様々な種類のタンパク質が含まれています。それらは、膠質浸透圧の維持、免疫などの生体防御反応、血液凝固など多種多様の機能に関与しています。

✚ 総タンパクのポイント

総タンパクは血清（詳細は「血液検査ってなに？」を参照）に含まれる「タンパク質の濃度」を意味します。つまり、総タンパクとは血液中に含まれるタンパク質のうち、「凝固因子に関わるタンパク質以外のタンパク質（血清タンパク）」を示します。

総タンパクは、栄養状態や肝機能および腎機能の目安となります。肝臓の病気（肝硬変など）や腎臓の病気（ネフローゼ症候群など）があると総タンパクは低下します。一方、脱水や多発性骨髄腫があると総タンパクは上昇します。しかしながら、総タンパクは様々な機能を持つタンパク質をひとまとめにしているため、総タンパクの増減だけでは疾病の原因を特定することはできません。そこで、「血清タンパク分画」を検査し、タンパク質の具体的な種類（内訳）を検査します。この検査によって、どの種類のタンパクが「総タンパクの値に影響しているのか」判断することができます。

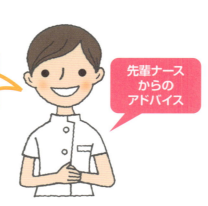

肝障害ではタンパクがつくられにくく、低値となります。また、腎障害ではタンパクが排泄されやすく、低値となります。

先輩ナースからのアドバイス

血清タンパク分画のポイント

タンパク分画では、総タンパク（血清タンパク）はアルブミン（Alb）とグロブリンに分けられ、グロブリンはさらに4つのタイプ（α1、α2、β、γ）に分けられます。それぞれの分画に含まれる特徴的なタンパク質について紹介します。

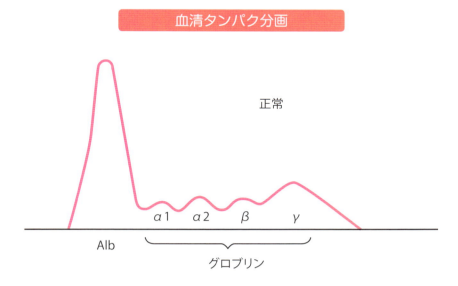

●アルブミン
総タンパクのうちの約6割を占めるタンパク質です。水分を保持し血液を正常に循環させ（膠質浸透圧の維持）、ホルモンやビリルビンなど水に溶けない物質の輸送に関わります（詳細は後述のアルブミンの項目を参照）。

●α1-グロブリン
α1アンチトリプシン
炎症により短時間で変動するタンパク質（急性期反応物質）の一つです。炎症ときには、2～3日で基準値の2倍に達するため、炎症の指標になります。主に肝臓でつくられるため、肝障害のときには合成されにくくなり、数値は低下します。

αリポプロテイン
HDL＊のことで末梢（体の様々な臓器）から肝臓へのコレステロールの輸送に関わります（本文84ページ参照）。

●α2-グロブリン
ハプトグロブリン
赤血球の赤色色素（ヘモグロビン）の輸送に関わるタンパク質です。炎症により短時間で変動するタンパク質（急性期反応物質）の一つであり、炎症の指標として用いられることもあります。主に肝臓でつくられるため、肝障害のときには合成されにくくなり、数値は低下します。

＊ **HDL** high-density lipoproteinの略。

α2マクログロブリン

ネフローゼ症候群は、タンパク質が糸球体の膜から漏れ出してしまい、尿中に排泄される腎臓の疾患です。そのため、ほとんどの種類のタンパク質が尿中に排泄されます。しかし、α2マクログロブリンは分子量が大きいため、糸球体で濾しとられにくい（排泄されにくい）特徴を持ちます。そのため、ネフローゼ症候群ではα2グロブリン分画が上昇します。

● β-グロブリン

トランスフェリン

血清鉄と結合し、鉄の運搬に関わります。鉄欠乏性貧血では数値が上昇します。

βリポプロテイン

LDL＊のことで、肝臓から末梢（体の様々な臓器）へのコレステロールの輸送に関わります（本文86ページ参照）。

● γ-グロブリン

免疫グロブリン

免疫グロブリン（Ig＊）は、抗体の生成など免疫の中で大きな役割を持ちます。IgG、IgA、IgM、IgD、IgEの5種類があり、それぞれ大きさや働きが異なります。代表的なIgG、IgA、IgMについて以下に示します。

IgG：慢性炎症や膠原病、悪性腫瘍、多発性骨髄腫で増加します。
IgA：粘膜における免疫に関わります。主に慢性炎症で上昇します。多発性骨髄腫でも増加します。
IgM：急性炎症、原発性マクログロブリン血症で上昇します。

CRP

体内での炎症反応や、組織の破壊が起きているときに増加する急性期反応物質（炎症により短時間で変動するタンパク質）の一つです（詳細は後述のCRPの項目を参照）。

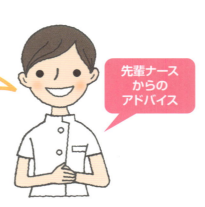

総タンパクの数値だけでなく、種類にも目を向けましょう。そうすることで、栄養、免疫、炎症などの状態を知ることができます。

先輩ナースからのアドバイス

＊ **LDL** low-density lipoproteinの略。
＊ **Ig** Immunoglobulinの略。

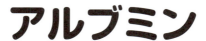

アルブミン
（Alb：albumin）

基準値：4.1〜5.1 g/dL

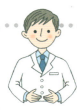

アルブミンは、血液に含まれるタンパク質の中では最も量が多く、総タンパクの約6割を占めます。水に溶けやすいタンパク質であり、肝臓で合成されます。肝臓におけるタンパク質の合成は栄養状態を反映します。

アルブミンのポイント

栄養状態が悪くなるとアルブミンが低下するなど、栄養状態の指標となります。また、アルブミンは肝臓でのみ合成されるので、肝障害がどの程度進んでいるかを判断する指標となります。

アルブミンは分子量が6万6000程度のタンパク質であり、腎機能が正常であれば、糸球体からはろ過されることはほとんどありません。しかし、ネフローゼ症候群などの腎臓の病気があると、アルブミンが尿中に漏れ出します。その結果、血清アルブミン値が低下します。

▼タンパク質の大きさの比較

分画	蛋白質	分子量
アルブミン	アルブミン	66.5 kDa
α1	α1-アンチトリプシン	54 kDa
	α1-リポ蛋白	$13\text{-}36 \times 10^4$ kDa
α2	α2-マクログロブリン	725 kDa
β	βリポ蛋白(LDL)	$2\text{-}3 \times 10^6$ kDa
β〜γ	フィブリノゲン	334 kDa
γ	IgG	160 kDa
	IgA	160 kDa
	IgM	971 kDa
	CRP	〜120kDa

アルブミンの働き

　アルブミンは、血液を正常に循環させ、様々な物質を運ぶ働きがあります。水は濃度の低い方から濃度の高い方へ移動する性質があります。血管の中のアルブミンの濃度が低くなると、血管内の濃度（浸透圧）が低くなり水は血管外へ漏れ出します。
　また、アルブミンは血液中のホルモンやビリルビン、薬物など水に溶けにくい物質を臓器や組織に輸送する働きもあります。

●膠質浸透圧
　アルブミンによって生じる浸透圧を膠質浸透圧といいます。栄養不足などでアルブミンの濃度が低くなると、血管内に水分を保持できなくなります。水分は血管の外に漏れ出し、むくみの原因となります。

アルブミンが高いときに考えられる状態

●脱水状態
　血液中の水分量が減るため、アルブミンの濃度が上昇します。

アルブミンが低いときに考えられる状態

●栄養が摂れない
　食事量の不足や吸収障害（腸の疾患など）があると、肝臓でアルブミンを合成するための原料が不足するため、アルブミンが低下します。

●アルブミンが体外に流れ出す
　ネフローゼ症候群、下痢、出血、火傷、外傷、褥瘡など。尿、便、血液、傷口からの浸出液と共に、溶け込んだアルブミンが体外に流れ出すため、血液中のアルブミンが減少します。

●肝臓でタンパク質の合成能が低下する
　肝硬変、劇症肝炎など。肝機能の障害が起こると、タンパク質を合成する機能が低下します。その結果、アルブミンも合成されにくくなり、数値が低下します。

●アルブミンの分解（タンパク異化）が亢進する
　炎症疾患、悪性腫瘍、甲状腺機能亢進症など。アルブミン分解が促されます。そのため、アルブミンが低下します。

アルブミンを低下させる薬
●**ベンジルペニシリンカリウム（商品名：ペニシリンGカリウム）**
ペニシリンGの大量投与でアルブミンが偽低値を示す報告があります。

アルブミンが薬物に与える影響

　アルブミン値が薬の作用に影響を与える場合があります。心房細動による脳梗塞や心筋梗塞の予防薬として用いられるワルファリンカリウム（商品名：ワーファリン）などの薬物は、小腸から吸収され、血液中に取り込まれたのち、一部はアルブミンと結合します。

　アルブミンと結合した状態では、薬は血液中に留まり、組織や細胞へと移行しないため、作用（薬の効果）を示しません。アルブミンと結合していない薬物は**遊離型薬物**と呼ばれます。遊離型の状態では、薬は組織や細胞に移行し、作用を示します。血液中では、薬物とアルブミンが常に結合したり遊離したりしています。このバランスのとれた状態を**平衡状態**といいます。

　しかし、栄養失調やネフローゼ症候群、肝疾患などによりアルブミン量が低下すると、遊離型の薬物の濃度が増え、薬は組織に移行しやすくなります。つまり、アルブミンの値が低下すると、副作用が起こる危険性が高まるのです。血液凝固を阻止するワルファリンカリウムでは、遊離型薬物濃度の上昇により、副作用として脳出血などの致死的な臓器内出血を引き起こす恐れがあります。

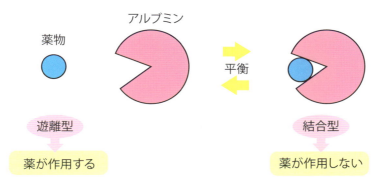

アルブミン量が減ると遊離型薬物の濃度が増え、
副作用のリスクが上昇する

抗凝固薬などの危険性の高い薬（ハイリスク薬）はより注意が必要です。

ベテランナースからのアドバイス

アルブミン・グロブリン比
（A/G比：albmin-globulin ratio）

基準値：1.32〜2.23

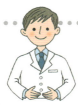
総タンパクのうちアルブミンは60％程度、グロブリンは残りの40％程度に分かれて存在しています。アルブミン・グロブリン比（A/G比）はアルブミン÷グロブリンで算出されます。

アルブミン・グロブリン比（A/G比）のポイント

健康な状態では、A/G比は一定の範囲に収まりますが、体に異常があると、アルブミンとグロブリンのバランスが崩れるため、A/G比が変動します。アルブミンまたはグロブリンが多いか少ないかによって、疾患を見分けることができます。

A/G比が高いときに考えられる状態

●グロブリンが減少し、アルブミンの割合が高くなる

無ガンマグロブリン血症、低ガンマグロブリン血症。生まれながらγグロブリンを作ることができない疾患です。グロブリンがつくられないため、アルブミンの割合が高くなり、A/G比が上昇します。

A/G比が低いときに考えられる状態

●アルブミンが減少し、グロブリンの割合が高くなる

アルブミンが低いときに考えられる状態（アルブミンの項目：本文43ページ）を参照。

●グロブリンが増加し、アルブミンの割合が低くなる

多発性骨髄腫、マクログロブリン血症、悪性リンパ種、膠原病、感染症など。免疫系が亢進し、グロブリンの合成が促されます。そのため、アルブミンの割合が低くなり、A/G比が低下します。

タンパク分画の変動による疾患の見分け方

A/G比に異常があった場合、さらにタンパク分画の変動を細かく調べることで疾患を見分けることができます。

Alb	α1	α2	β	γ	考えられる状態
減少			減少		栄養失調、吸収障害、腎不全末期など
減少		増加		減少	ネフローゼ症候群
減少	減少	増加		増加	肝疾患（肝硬変、慢性肝炎など）
減少	増加	増加			感染症、心筋梗塞、血栓症、心不全など
		増加	増加	増加	慢性感染症、悪性腫瘍、膠原病など
減少			増加		妊娠

A/G比を低下させる薬

●肝障害をおこすおそれのある薬

肝障害により、肝臓においてアルブミンが合成されにくくなります。アルブミンが減少するため、A/G比が減少します。

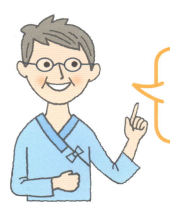

栄養が摂れないとアルブミンが下がると思っていましたが、グロブリンと一緒に考えると様々な疾患を見分けられるのですね。

A/G比という数値だけでは不十分です。アルブミン、グロブリンそれぞれの変化が大切だと気付きました。

新人ナースからのアドバイス

C反応性タンパク
(CRP : carbohydrate reactive protein)

基準値：0.0〜0.14 mg/dL 以下

炎症性疾患で上昇する代表的なタンパク質です。肺炎球菌が持つC多糖体と反応する（沈降物をつくる）ため、**C反応性タンパク**と呼ばれます。

✚ C反応性タンパク（CRP）のポイント

　炎症や組織の崩壊が起こると、3時間〜6時間以内で増加し始め、半日程度で上昇が明らかになります。その後、2〜3日間でピークに達し、ピーク後は血液中から急速に消失します。このような特徴から、CRPは炎症反応の指標として用いられます。

　CRPは健常な人の血液中にはほとんど存在しないタンパク質です。しかし、細胞や組織に炎症が起こるとサイトカインが分泌され、サイトカインは肝細胞を刺激してCRPを合成します。肝細胞で合成されたCRPは血液を通じて炎症部位に到達します。

　CRPは、免疫細胞（リンパ球、貪食細胞）や補体（免疫に関わるタンパク質）の機能を活性化させ、壊死した細胞やその内容物の除去に関与します。

　CRPは炎症の経過だけでなく、疾患の重症度の指標としても用いられます。目安としては、軽度（0.04〜1 mg/dL）、中等度（1〜10 mg/dL）、高度（10 mg/dL以上）となります。一般的には、10 mg/dLを超えると入院する必要があると考えられています。

炎症の経過とCRP

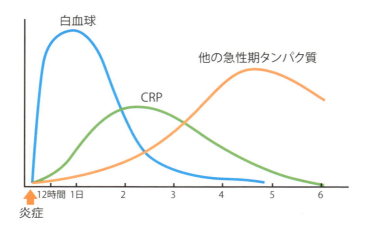

CRPが高いときに考えられる状態

炎症性疾患や組織崩壊、膠原病、悪性腫瘍でCRPが高値となります。下表はCRPの上昇の程度と考えられる状態の目安です。

重症度	CRP (mg/dL)	考えられる状態
軽度上昇	0.14～1	歯周炎、ウイルス感染、真菌感染、脳梗塞など
中等度上昇	1～10	細菌感染症、悪性腫瘍、心筋梗塞、血管炎、外傷、外科手術後、心不全、関節リウマチ、全身性エリテマトーデス、サルコイドーシス、クローン病、潰瘍性大腸炎など
高度上昇	>10	細菌性心内膜炎、細菌性髄膜炎、敗血症、急性膵炎、白血病など

CRPを低下させる薬

●免疫抑制剤（商品名：ネオーラルなど）

炎症とは、体内の異物や壊死した細胞を排除するなど、生体の恒常性（内部のバランスを一定に保つこと）を維持する反応と考えられます。免疫反応によりつくられた抗体などは、異物を排除する仕組みであり、炎症反応にも関与しています。免疫抑制剤は、免疫によって起こる炎症を抑え、CRPの合成を抑えることがあります。この場合、CRPは低下します。

●その他

細菌感染には抗菌薬、ウイルス感染には抗ウイルス薬、膠原病には免疫抑制剤や副腎皮質ステロイドが用いられます。このように、それぞれの原因（疾患）に対応した薬を使用できれば、炎症反応は改善するため、CRPが低下します。

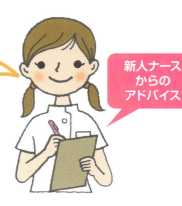

いま、数値が低いからといって安心できません。2、3日は注意が必要です。

新人ナースからのアドバイス

アルカリフォスファターゼ
（ALP：alkaline phosphatese）

基準値：106〜322 U／L

肝臓、小腸、骨、胎盤など、多くの臓器に含まれる酵素です。これらの臓器が障害されることで、ALPが細胞から血液中に漏れ出します。pH8〜10（アルカリ性）において、生体膜を構成する成分（リン酸化合物）を分解する作用を持ちます。

✚ アルカリフォスファターゼのポイント

　ALPは糖タンパク質（糖とタンパク質が結合したもの）で構成されており、糖鎖の構造の違いにより数種類のアイソザイムが存在します。アイソザイムとは、酵素としての働きは同じだが、「タンパク質の構造（アミノ酸の並び方）が異なるもの」です。

　各臓器によって、含まれるアイソザイムが異なります。つまり、ALPのアイソザイムのうち、どのアイソザイムの量が多くなっているかを調べることで、障害のある臓器を推定することができます。「ALPが高値」という情報だけでは、どの臓器に障害があるかを特定することは困難です。

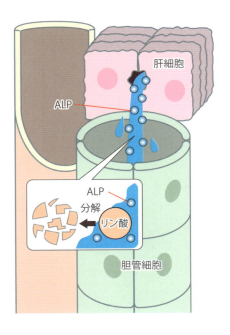
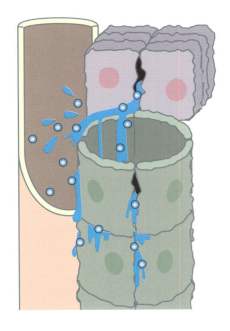

また、ALPには個体差が見られます。骨の成長が盛んな小児から思春期では、健常でも成人の2〜3倍の高い値を示すことがあります。また、妊娠ときには胎盤由来のALPが上昇します。血液型のB型、O型では、健常人であっても脂肪食摂取後に小腸由来のALPが上昇します。

肝障害により、肝臓の細胞からALPが血液中に漏れ出します。また、胆汁がうっ滞(たい)(胆汁の流れが悪くなる状態)すると胆汁中に含まれるALPが血液中に漏れ出します。

ALPが高いときに考えられる状態

それぞれのアイソザイムが高い場合に考えられる状態を以下に示します。

アイソザイム	由来臓器	高値で考えられる状態
ALP1	肝、胆管(高分子ALP)	閉塞性黄疸、胆管炎
ALP2	肝(低分子ALP)	慢性肝炎、肝硬変、肝がん
ALP3	骨	骨腫瘍、悪性腫瘍の骨転移、甲状腺疾患、慢性腎不全、糖尿病
ALP4	胎盤	妊娠、悪性腫瘍(頻度は低い)
ALP5	小腸	血液型B・O型の食後、肝硬変
ALP6	ALP結合性免疫グロブリン	潰瘍性大腸炎

ALPが低いときに考えられる状態

●低ホスファターゼ血症
生まれつき、アルカリフォスファターゼが欠損する病気です。

ALPを上昇させる薬

●肝障害を起こす恐れのある薬(代表的なもの)
特に胆汁うっ滞型肝障害を起こす薬で高値となります。

・蛋白同化ステロイド(商品名:プリモボラン)
・フェノチアジン系抗精神病薬(商品名:コントミン、ウインタミン)
・マクロライド系抗菌薬(商品名:エリスロシン)
・抗結核薬(商品名:イスコチン)

乳酸脱水素酵素
(LDH : lactate dehydrogenase)

基準値：124～222 U/L

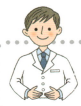

解糖系（グルコースを体内でエネルギーとし利用する反応）に関わる酵素です。この最終段階において、ピルビン酸を乳酸に変える作用を持ちます。

乳酸脱水素酵素（LDH）のポイント

　LDHは、ほとんどの組織や臓器の細胞に含まれており、細胞が障害されると血液の中に漏れ出し数値が上がります。そのため、貧血、炎症、腫瘍などのスクリーニング検査（疑わしいものをふるいにかける初期段階の検査）として用いられます。

　また、LDHは筋肉中にも含まれていることから、激しい運動後などは高値を示すことがあります。ただ数値が高いだけでは、どの臓器に障害があるのかを特定することは困難です。そのため、障害のある臓器を特定するために、さらにLDHの種類（アイソザイム）を測定する方法があります。

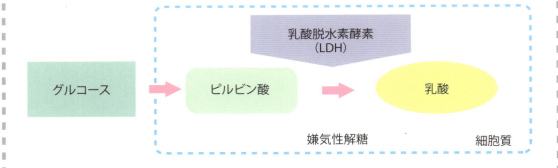

LDHのアイソザイム

　アイソザイムとは、酵素としての働きは同じだが、「タンパク質の構造（アミノ酸の並び方）が異なるもの」です。LDHには5つのアイソザイムが知られています。各臓器には、それぞれ異なるアイソザイムが含まれています。LDHのアイソザイムのうち、どのアイソザイムの量が多くなっているかを調べることで、どの臓器に障害があるのか推定できます。

LDHのアイソザイムの種類と高値で考えられる状態について以下に示します。

アイソザイムの種類	基準範囲	高値で考えられる状態
LDH1	30～40%	悪性貧血、心筋梗塞
LDH2	34～48%	心筋梗塞、白血病、筋ジストロフィー、多発性筋炎、肺梗塞
LDH3	15～22%	白血病、筋ジストロフィー、多発性筋炎、肺梗塞
LDH4	1～5%	悪性腫瘍
LDH5	1～5%	肝障害、悪性腫瘍

LDHを上昇させる薬

●副腎皮質ホルモン製剤（ステロイド製剤）（商品名：プレドニン）

ステロイド製剤の投与により、骨格筋が萎縮し、筋力低下が起こることがあります。これを**ステロイドミオパチー**と呼びます。骨格筋細胞が障害され、LDHが血液中に漏れ出します。

●横紋筋融解症を起こす恐れのある薬（代表的なもの）

・HMG-CoA還元酵素阻害薬（スタチン系）（商品名：リピトール）
・フィブラート系高脂血症治療薬（商品名：ベザトール）
・ニューキノロン系抗菌薬（商品名：クラビット）

これらの薬の副作用により、横紋筋融解症（骨格筋の細胞が障害され、壊死する症状）が起こる恐れがあります。LDHが血中に漏れ出し、高値となります。

●肝障害を引き起こす恐れのある薬

肝臓の細胞が障害されることで、LDHが血中に漏れ出します。

LDH／AST比

肝障害ではLDHが上昇しますが、その程度は軽度です。また、肝障害では、ASTの上昇も見られるため、LDH／ASTの比が他の臓器の障害に比べて小さくなります。また比が小さいほど肝臓の炎症が強いと推定されます。

一方、LDH／ASTが高くなると、肝臓以外の臓器で炎症が起こっていると推定されます。目安として、LDH／ASTが10以下では肝障害、10～30程度では、感染症や心筋梗塞、30を超えると悪性腫瘍が疑われます。

クレアチンキナーゼ
（CK：creatinekinase）

基準値：男性　59〜248 U/L
　　　　女性　41〜153 U/L

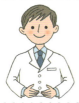
筋肉のエネルギー代謝に関わる酵素です。**クレアチンホスフォキナーゼ（CPK）**とも呼ばれます。細胞内において、「クレアチンとATP」から「クレアチンリン酸とADP」を産生する反応に関わります。この反応により、筋肉内にエネルギーを貯留することができます。

✚ クレアチンキナーゼ（CK）のポイント

　CKは主に骨格筋、心筋、脳の細胞に含まれており、障害を受けると血液中に流れ出します。一般的に、女性は男性よりも筋肉が少ないため、CKの値も低くなります。また、激しい運動、筋肉内注射後、子供が採血前に大泣きをした場合にも上昇が見られます。

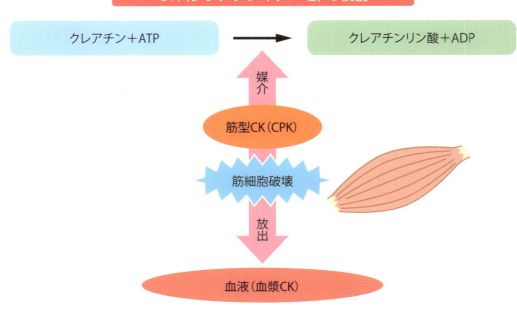

CK（クレアチンキナーゼ）の役割

クレアチンキナーゼのアイソザイム

　アイソザイムとは、酵素としての働きは同じだが、「タンパク質の構造（アミノ酸の並び方）が異なるもの」です。クレアチンキナーゼには骨格筋型（MM型）、脳型（BB型）、心筋型（MB）の3つのアイソザイムがあります。血液中にはMM型が95％と最も多く、MB型は3％程度、BB型はほとんど見られません。CKが高い場合、アイソザイムを測定し、障害のある臓器を推定することがあります。

CKが高いときに考えられる状態

●筋肉疾患（筋ジストロフィー、多発性筋炎、筋肉の外傷、横紋筋融解症）
　筋肉の障害では、MM型のクレアチンキナーゼが血液中に漏れ出します。

●心疾患（心筋梗塞、心筋炎）
　心筋の障害では、MB型のクレアチンキナーゼが血液中に漏れ出します。

●脳神経疾患（脳梗塞、頭部外傷）
　脳の障害では、BB型のクレアチンキナーゼが血液中に漏れ出します。

●その他
　てんかん大発作、アルコール中毒、甲状腺機能低下症、副甲状腺機能低下症、糖尿病、熱中症などで高値を示すことがあります。

CKが低いときに考えられる状態

　甲状腺機能亢進症、全身性エリトマトーデス、関節リウマチ、シェーグレン症候群。これらの疾患では、クレアチンキナーゼが低値を示すことがあります。

CKを上昇させる薬

●横紋筋融解症を起こす恐れのある薬（代表的なもの）
・HMG-CoA還元酵素阻害薬（スタチン系）（商品名：リピトール）
・フィブラート系高脂血症治療薬（商品名：ベザトール）
・ニューキノロン系抗菌薬（商品名：クラビット）

　横紋筋融解症では、骨格筋細胞の障害が起こり、細胞が壊死します。この結果、クレアチンキナーゼが血中に漏れ出し、高値となります。

アミラーゼ
(AMY：amylase)

基準値：44〜132 U/L

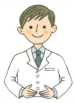
食事で摂取したデンプンをグルコースやマルトース（グルコースが2つ結合した糖）などの糖に分解する消化酵素です。**ジアスターゼ**とも呼ばれます。主に膵臓や唾液腺から分泌されます。そのため、膵臓や唾液腺の組織が障害されると、血液中にアミラーゼが漏れ出します。

➕ アミラーゼのポイント

　通常は、血液検査と尿検査を行い、血清中と尿中の両方のアミラーゼを測定します。血清中、尿中ともに高値の場合、膵臓や唾液腺の組織障害が考えられます。血清中は高値、尿中は低値となる場合は、腎障害またはマクロアミラーゼ血症などが考えられます。

　膵炎において、「アミラーゼの値」と「病態の重症度」はあまり関係がないとされます。アミラーゼの値は、膵臓の外分泌細胞の量に依存しています。炎症が長引くと、膵細胞が荒れ果て、アミラーゼの貯蓄がなくなるため、慢性膵炎では血清および尿中アミラーゼの値は低下します。

➕ アミラーゼのアイソザイム

　アイソザイムとは、酵素としての働きは同じだが、「タンパク質の構造（アミノ酸の並び方）が異なるもの」です。アミラーゼのアイソザイムは、2種類あります。唾液（Saliva）由来の**S型アミラーゼ**、膵臓（Pancreas）由来の**P型アミラーゼ**です。

　血清アミラーゼはS型アミラーゼとP型アミラーゼを合わせたもので、S型が60％、P型は40％の割合で存在しています。血清アミラーゼが高値の場合、アイソザイムを調べることで、どの臓器に障害があるのかを推定できます。

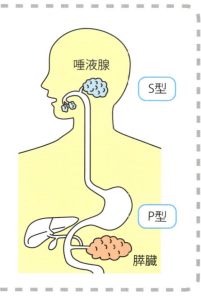

アミラーゼが高いときに考えられる状態
膵臓疾患、唾液腺疾患、閉塞性疾患では、血清、尿中ともに高くなります。

●膵臓疾患（急性膵炎、慢性膵炎、膵臓がん、膵嚢胞）
膵臓が障害され、細胞内のアミラーゼが血液中に漏れ出します。P型アミラーゼが高値となります。

●唾液腺疾患（耳下腺炎）
唾液腺が障害され、細胞内のアミラーゼが血液中に漏れ出します。S型が高値となります。

●閉塞性疾患（胆石、胆嚢炎、胆管炎）
アミラーゼを含む膵液は、膵管➡総胆管➡ファーター乳頭➡十二指腸の順で流れています。何らかの原因でこの流れが詰まると、アミラーゼが血液中に逆流します。閉塞性疾患では主にP型アミラーゼが高値となります。

●その他
腸閉塞、子宮外妊娠などで高値を示すと報告があります。腎不全やマクロアミラーゼ血症では、血清が高値、尿中は低値になります。

アミラーゼが低いときに考えられる状態

●慢性膵炎の末期、膵臓切除後
膵臓の細胞が障害されると、膵細胞中のアミラーゼが流れ出し、末期には細胞内の貯蓄がなくなります。膵臓切除後は、アミラーゼを溜める細胞がなくなり、血清、尿中ともにアミラーゼが低下します。

●シェーグレン症候群
唾液腺が萎縮する病気です。病態が進行すると唾液腺に含まれるアミラーゼの貯蓄がなくなります。その結果、血清アミラーゼが低値となります。

アミラーゼを上昇させる薬

●薬剤性膵炎を引き起こす薬
・アザチオプリン（商品名：イムラン）：免疫抑制剤
・メルカプトプリン（6-MP）（商品名：ロイケリン）：抗がん剤
・メサラジン（5-ASA）（商品名：ペンタサ、アサコールなど）：潰瘍性大腸炎治療薬
・メトロニダゾール（商品名：フラジール）：抗真菌剤
・バルプロ酸ナトリウム（商品名：デパケン）：抗てんかん薬

病名を理解するポイント①

　病気を知ることで検査値を活用することができます。検査値をより知るために必要な病気のポイントを理解しましょう。

病名・状態	ポイント
百日咳	百日咳菌によって引き起こされる呼吸器感染症です。けいれん性の咳発作が特徴的な症状です。
アジソン病（副腎皮質機能低下症）	副腎において、アルドステロンや糖質コルチコイドなど副腎皮質ホルモンの産生低下を示す症候群です。
うっ血性心不全	心臓が、全身に十分な血液を送り出せなくなり、血液がうっ滞している状態です。
横紋筋融解症	骨格筋や心筋などの横紋筋の細胞が溶けて、細胞内の成分が流出する状態です。
潰瘍性大腸炎	大腸粘膜に潰瘍やびらんができる原因不明の炎症性疾患です。びらんは上皮組織が欠損した状態で、さらに下層まで欠損した状態を潰瘍と呼びます。
下垂体機能不全	脳の下垂体前葉から分泌される数種類のホルモンのうち、1種類以上分泌が低下した状態です。ACHT（副腎皮質刺激ホルモン）の分泌低下により、アルドステロンなど副腎皮質ホルモンの分泌が低下することで、ナトリウムが低下し、カリウム値が上昇します。
関節リウマチ	膠原病の一つです。自己の免疫が主に手足の関節を侵して関節痛や関節の変形をもたらす炎症性の自己免疫疾患です。
筋ジストロフィー	筋線維の破壊・変性（筋壊死）と再生を繰り返しながら、次第に筋萎縮と筋力低下が進行していく病気です。
クローン病	大腸および小腸の粘膜に慢性の炎症または潰瘍を引き起こす原因不明の病気です。口腔から肛門にいたるまでの消化管のどの部位にも炎症や潰瘍が起こります。
ケトアシドーシス	ケトン体によりアシドーシス（血液が酸性に傾く）となる状態です。
原発性胆汁性胆管炎	肝臓でつくられた胆汁の通り道である胆管が免疫反応によって破壊され、胆汁が肝臓内に滞る病気です。進行すると肝硬変に移行します。
膠原病	全身の複数の臓器に炎症が起こり、臓器の機能障害をもたらす病気の総称です。
サラセミア	ヘモグロビンを形づくるグロビンタンパク質の遺伝子の異常によって起こる貧血です。地中海沿岸に多いので地中海貧血とも呼ばれます。

腎機能・肝機能・胆道系 検査

老廃物や薬などの排泄に関わる「腎・肝・胆道系」の血液検査を紹介します。

血液尿素窒素
(BUN : blood urea nitrogen)

基準値：8〜20 mg/dL

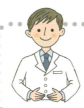

血液尿素窒素（BUN）は、血液中の「尿素に含まれる窒素の量」を表します。体内で役目を終え、不要となったタンパク質は分解されてアンモニアとなります。

血液尿素窒素のポイント

アンモニアは神経毒性を持つなど体にとって有毒なものですが、肝臓で無毒化することができます。アンモニアは**尿素サイクル**と呼ばれる反応によって、最終的に「無毒な尿素」へと変えられます。

血液中に流れ出た尿素のほとんどは腎臓の糸球体でろ過された後、尿中へと排泄されます。尿素の一部は尿細管から血液中に再び取り込まれます（再吸収）。

尿素の生成と排泄

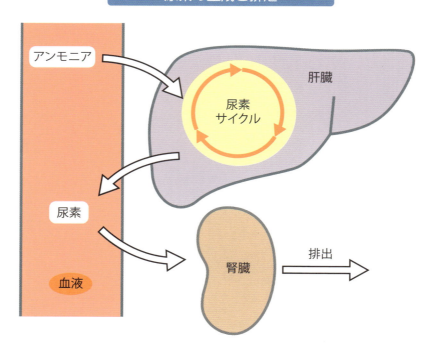

血液尿素窒素が高いときに考えられる状態

アンモニアが増加すると尿素窒素が増加します。肝臓の機能が良好な場合、原料となるアンモニアが増加すると尿素窒素が増えます。

●高タンパク食
牛肉や豚肉などの食品は、アンモニアの原料となるタンパク質を多く含みます。アンモニアの数値が高い人は、低タンパク食を摂るなど、アンモニアが増加しないようにします。

●消化管出血
消化管内で出血すると、血液からアンモニアが生み出されます。そのアンモニアは、小腸などの消化管から体内へ取り込まれます。

●火傷、悪性腫瘍
火傷や悪性腫瘍は、タンパク質を多く含む筋肉を破壊します。タンパク質の分解が進んだ結果、アンモニアが生じます。腎機能障害など腎臓から十分排泄されないと尿素窒素が増加します。

●ショック状態、手術、脱水、大量の発汗、嘔吐、下痢など
これらの状態では、腎臓に流れ込む血液の量が少なくなります。そして、腎臓の糸球体でろ過できる尿素窒素の量が減り、血液中に溜まります。

●腎臓の糸球体の障害
尿素窒素が糸球体で十分ろ過されず、血液中に溜まります。

●尿路の閉塞
尿の通り道が詰まることで、尿素窒素が十分に排泄されず、体内に溜まります。

血液尿素窒素が低いときに考えられる状態

●低タンパク食、妊娠中期～末期
タンパク質を摂る量が足りないと、尿素窒素ができにくくなります。

●肝不全
肝臓の機能が落ちると尿素サイクルが働きにくくなります。血液中のアンモニアの量は増えますが、アンモニアが尿素に変えられないため、尿素窒素の量は減ります。

血液尿素窒素に影響を与える薬

●利尿剤

　尿素は水に溶けやすいため、水分とともに尿中へ排泄される特徴があります。利尿剤を使用するなど尿の量が増えると、尿素が体外へ排泄され「血液尿素窒素は低下」します。

　しかし、利尿剤の副作用により脱水を起こしている場合はこの限りではありません。脱水になると尿細管からの水分を体内へ戻そうとしているため（再吸収の亢進）、尿素も体内へ再吸収されやすくなります。結果として、「血液尿素窒素が上昇」する場合があります。

●腎障害を起こすおそれのある薬（代表的なもの）

・アミノグリコシド系抗菌薬（商品名：ゲンタシンなど）
・非ステロイド性抗炎症薬（NSAIDs）（商品名：ロキソニンなど）
・シクロスポリン（商品名：ネオーラルなど）
・シスプラチン（商品名：ランダなど）
・副腎皮質ステロイド、造影剤、重金属など

　腎臓の機能を障害するため、尿素が尿中に排泄されにくくなり、「血液尿素窒素が上昇」します。

様々な腎機能の指標

　腎機能の指標には、尿素窒素（BUN）や血清クレアチニン（Cre）の他にも、推定糸球体ろ過量（eGFR）やクレアチニンクリアランス（Ccr）があります。

　eGFRは血清クレアチニン、年齢、性別より計算され、慢性腎臓病（CKD）の重症度の程度を評価する指標として用いられます。自覚症状の乏しい慢性腎臓病の早期発見に役立ちます。

eGFRの計算式

eGFR ＝ 194 × Cre − 1.094 × 年齢 − 0.287　（女性は×0.739）

　クレアチニンクリアランス（Ccr）は、コッククロフトとゴールトの式によって推定値を計算することができます。Ccrは腎排泄型の薬物の投与量を決めるために重要な指標です。

コッククロフトとゴールトの式

Ccr ＝ ((140 − 年齢) × 体重) / (72 × Cre)

血清クレアチニン
(Cre：creatinine)

基準値：男性　0.65〜1.07 mg/dL
　　　　女性　0.46〜0.79mg/dL

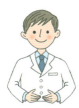

クレアチニンは「生理活性を持たない物質」で、筋肉から出たゴミと表現されることもあります。クレアチニンは腎臓の糸球体でろ過され、尿細管で再吸収（血液中に取り込まれること）されず、すべて尿中に排泄されます。つまり、一般的な薬のように「ろ過された後、再び体内へ戻ること」もなければ、他の要因で増減することもありません。

クレアチニンのポイント

　腎臓が正常であれば、クレアチニンはすべて体外へ排泄されます。しかし、腎機能が低下しているなど正常にろ過できなければ、クレアチニンは体内に蓄積されやすくなり、「血清クレアチニン値が上昇」します。このように、クレアチニンは、糸球体のろ過機能（腎機能）の指標となります。慢性腎不全で血液透析が必要な患者では、10 mg/dLを超える場合もあります。

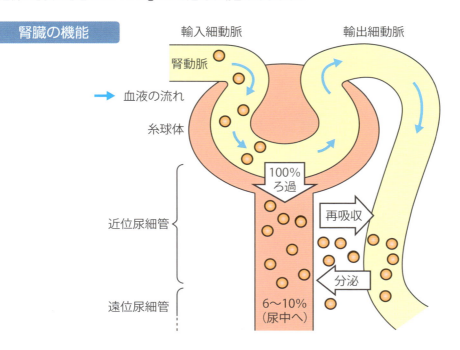

腎臓の機能

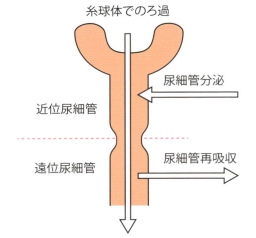
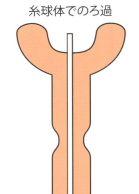

クレアチニンの注意点

筋肉の総量が多いほど、クレアチニンが産生されやすくなります。このため女性より男性、小児より成人の方が、クレアチニンが高くなります。また肥満者では、クレアチニンは低い値になります。

クレアチニンが上昇する状態

腎障害や尿路が閉塞（へいそく）すると、排泄が障害されクレアチニンが上昇します。

●腎障害
腎臓の糸球体機能が低下すると、クレアチニンが十分排泄できなくなり、クレアチニンが上昇します。

●前立腺肥大、前立腺がん、腎結石、尿路結石
尿路が詰まり、尿の出が悪くなります。その結果、クレアチニンが排泄されにくくなり、クレアチニンが上昇します。

●脱水
脱水があると血液中の水分が少なくなり、血液が濃縮されクレアチニン値が上昇します。

●腸閉塞
腸閉塞は腸が詰まり、腸管から水分が十分吸収できない状態です。また、嘔吐を伴うなど、脱水が起きるためクレアチニンが上昇します。

クレアチニンが低下する状態

循環血液量が増加するとクレアチニン濃度が下がります。

●大量輸液、人工透析
体内に大量の水分が入ると血液が薄まります。その結果、クレアチニンの濃度が低下します。

●尿崩症
尿崩症は、腎臓において、水分の再吸収が障害される病気です。尿の量が増えるとともにクレアチニンの排泄量が増加し、クレアチニンが低下します。

クレアチニンを上昇させる薬

●腎障害をきたす薬（代表的なもの）
・アミノグリコシド系抗菌薬（商品名：ゲンタシンなど）
・非ステロイド性抗炎症薬（NSAIDs）（商品名：ロキソニンなど）
・シクロスポリン（商品名：ネオーラルなど）
・シスプラチン（商品名：ランダなど）
・副腎皮質ステロイド、造影剤、重金属など

腎臓の糸球体のろ過機能が低下し、クレアチニンの排泄が低下します。

●参考
一般的に、血液尿素窒素（BUN）と血清クレアチニン（Cre）（後述）の比は10：1です。BUNとCreのバランスにより、以下のように判断します。

BUN/Creが10以上の場合、腎臓以外に障害がある状態と判断します。
BUN/Creが10以下の場合、腎臓に障害があると判断します。

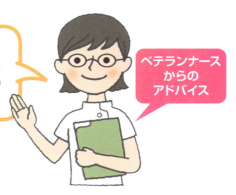

男性でも筋肉が少なく、痩せている人は、クレアチニンの数値が低い値を示します。つまり、正常に「腎機能」を判断できない可能性があります。

アスパラギン酸アミノトランスフェラーゼ
(AST：aspartate aminotransferase)

基準値：13〜30 U/L

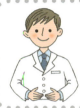
細胞内の「アミノ酸の代謝」に関わる酵素の一つです。別名として、GOT（Glutamic Oxaloacetic Transaminase）とも呼ばれます。様々な臓器に含まれる酵素で、心臓＞肝臓＞骨格筋＞腎臓＞膵臓＞脾臓＞肺の順に多く含まれています。

アスパラギン酸アミノトランスフェラーゼ（AST）のポイント

臓器が障害されると、その細胞の中からASTが血液中に流れ出し、血液中のASTが上昇します。
ASTは様々な臓器に含まれるため、ASTが上昇しただけでは、どの臓器に障害があるかは判断ができません。後述するALTなどの検査と合わせて判断することが重要です。

ASTが高いときに考えられる状態

各臓器の障害（特に肝障害）によりASTが上昇します。
臓器の細胞が破壊されることで、細胞内に含まれるASTが血液中に漏れ出し、ASTが上昇します。以下のような疾患で高値となります。
劇症肝炎、ウイルス性肝炎、薬剤性肝障害、アルコール性肝炎、慢性肝炎、肝がん、肝硬変、胆汁うっ滞、閉塞性黄疸、心筋梗塞、筋肉疾患などです。

ASTが低いときに考えられる状態

臨床的な意義は少ないと考えられています。
なお、薬がASTに与える影響についてはALT項目を参照してください。

アラニンアミノトランスフェラーゼ
（ALT：alanine aminotransferase）

基準値：男性　10～42 U/L
　　　　女性　　7～23 U/L

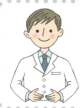
細胞内の「アミノ酸の代謝」に関わる酵素の一つです。別名として、GPT（Glutamic Pyruvic Transaminase）とも呼ばれます。主に肝臓の細胞に含まれています。腎臓、心筋など肝臓以外の臓器にはほとんど含まれていません。つまり、ALTが高いと、主として「肝臓の疾患」が疑われます。

アラニンアミノトランスフェラーゼ（ALT）のポイント

ALTは肝炎の経過観察などに用いられます。肝臓の細胞が障害されると、ALTが血液中に流れ出し、ALT値が上昇します。障害が激しい場合は1000 IU/Lを超える場合もあります。しかし、肝障害が進み、肝硬変へと移行する頃には、肝臓の細胞内にはALTがほとんどない状態になっています。

つまり、細胞の障害によって流れ出す量が少なくなり、ALT値はわずかな上昇に留まります。このため、肝硬変ではALTよりもASTが高い状態（AST＞ALT）となります。

細胞障害とALTの漏出

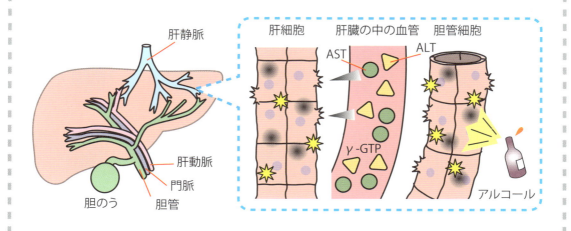

ALTが高いときに考えられる状態

●肝障害
　肝臓の細胞が障害され、細胞内に含まれるALTが血液中に漏れ出すため、ALTが上昇します。以下のような疾患で高値となります。
　劇症肝炎、ウイルス性肝炎、薬剤性肝障害、アルコール性肝炎、慢性肝炎、肝がん、肝硬変、胆汁うっ滞、閉塞性黄疸などです。

ALTが低いときに考えられる状態

臨床的な意義は少ないと考えられています。

ASTおよびALTを上昇させる薬

●肝障害を起こすおそれのある薬（代表的なもの）
・イソニアジド（商品名：イスコチン）（抗結核薬）
・リファンピシン（商品名：リファジン）（抗結核薬）
・アセトアミノフェン（商品名：カロナール）（解熱鎮痛剤）
・メトトレキサート（商品名：リウマトレックスなど）（免疫抑制剤）

　肝臓の細胞障害により、ASTとALTが細胞外に漏れ出すため上昇します。

●参考
各疾患によってASTとALTの比が異なります。

AST > ALT （AST/ALTが1を超える場合）	肝疾患：急性肝炎（極期）肝硬変、肝がん、アルコール性肝炎、アルコール性脂肪肝 他臓器の疾患：心筋梗塞、うっ血性心不全、骨格筋障害、溶血性貧血
AST < ALT （AST/ALTが1未満の場合）	肝疾患：急性肝炎（回復期）、慢性肝炎、非アルコール性脂肪肝、胆汁うっ滞

γ-グルタミルトランスペプチダーゼ
(γ-GTP)

基準値：男性　13〜64 U/L
　　　　女性　　9〜32 U/L

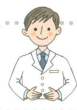
アミノ酸を代謝する酵素の一つで、グルタチオンの生成に関わります。グルタチオンは肝臓において薬を処理するための重要な役割を持ちます。γ-GTPは肝細胞に多く含まれており、胆管細胞や胆汁中にも含まれています。

γ-グルタミルトランスペプチダーゼ（γ-GTP）のポイント

アルコールやある種の薬を摂取すると、肝細胞内でγ-GTPの生成が促され、血液中に漏れ出ていきます。また、胆管細胞の破壊や、胆管の詰まりにより胆汁が排泄されにくくなると、血液中にγ-GTPが漏れ出します。このことから、γ-GTPは肝・胆道系の疾患で高値となります。注意点としては、個人差の大きい酵素なので、年齢や性別、飲酒歴などが大きく影響してしまうことです。

胞障害とγ-GTPの漏出

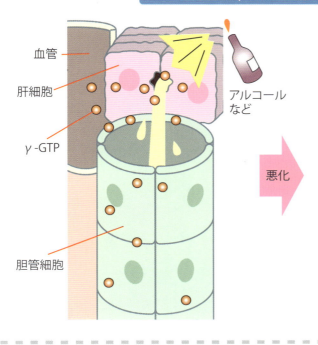
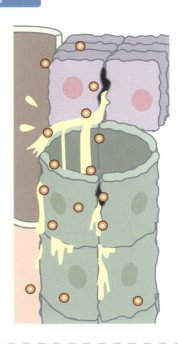

γ-GTPが高いときに考えられる状態

●肝疾患
　アルコールや薬、肥満により肝臓でγ-GTPが多量につくられ、血液中に漏れ出します。以下の疾患で高値となります。
　アルコール性肝障害、薬物性肝障害、非アルコール性脂肪肝、急性肝炎、慢性肝炎、肝硬変、肝がん、などです。

●胆汁うっ滞（胆管結石、胆管狭窄、胆管がんなど）
　胆汁うっ滞とは、胆汁の通り道である胆管が何かしらの原因で詰まり、胆汁の流れが悪くなる状態です。胆汁に含まれるγ-GTPが血液中に漏れ出しやすくなるため、γ-GTPが高値となります。

γ-GTPを上昇させる薬

●肝臓でのγ-GTPの生成を促す薬（代表的なもの）
・フェノバルビタール（商品名：フェノバール）（抗てんかん薬）
・クロルプロマジン（商品名：コントミンなど）（抗精神病薬）

　肝細胞内でγ-GTPの合成が誘導され、多量につくられます。そのため、γ-GTP値が上昇します。

●胆汁うっ滞を起こすおそれのある薬（代表的なもの）
・シクロスポリン（商品名：ネオーラルなど）
・ワルファリンカリウム（商品名：ワーファリンなど）
・経口避妊薬（ピル）など

　胆汁うっ滞を引き起こし、γ-GTPが血液中に漏れ出します。ALTと共にγ-GTPは高値を示します。

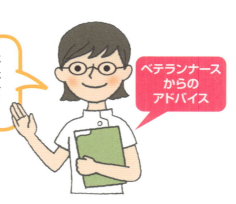

アルコール性肝障害では、禁酒をするよう指導しましょう。慢性肝炎、肝硬変では肝細胞を再生させるために、安静にして肝臓の血流や栄養改善に努めましょう。

ベテランナースからのアドバイス

総ビリルビン、間接ビリルビン、直接ビリルビン

基準値：総ビリルビン（T-bill：bilirubin total）　　　：0.4〜1.5 mg/dL
基準値：間接ビリルビン（I-bill：bilirubin indirect）：0.2〜1.0 mg/dL
基準値：直接ビリルビン（D-bill：bilirubin direct）　：0.0〜0.2 mg/dL

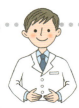

ビリルビンは黄色を帯びた物質です。胆管の詰まりや、肝臓の障害があるとビリルビンを十分に排泄できないため、血液中にビリルビンが溜まり、皮膚や結膜などが黄色くなる**黄疸**が生じます。

ビリルビンのポイント

　赤血球に含まれる赤色色素（ヘモグロビン）が分解されると、ビリルビンがつくられます。ビリルビンは肝臓に取り込まれた後、グルクロン酸が結合する代謝反応（グルクロン酸抱合）を受けて、水に溶けやすい形に変えられます。

　その後、胆汁中に溶け込み、胆管を通って腸に流れ込みます。ビリルビンは腸内細菌によりウロビリノーゲンに変えられて、便として排泄されます。腸に流れ込んだビリルビンの一部は、体内に吸収されて、肝臓に取り込まれます。そして、再び胆汁に溶け込んで腸に流れ込みます。体内と腸を行き来することから、これを**腸管循環**と呼びます。

　肝臓に取り込まれる前のビリルビンを**間接ビリルビン（非抱合型）**、グルクロン酸抱合を受けた後のビリルビンを**直接ビリルビン（抱合型）**と呼び、両者を合わせて**総ビリルビン**と呼びます。

ビリルビンの種類によって溶血や閉塞などがわかります。違いを理解することが大切です。

新人ナースからのアドバイス

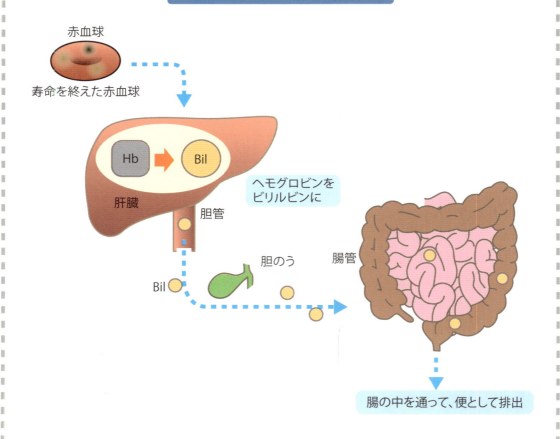

ビリルビンの生成と排泄

ビリルビンが高いときに考えられる状態

●肝障害が起こると肝細胞からビリルビンが漏れ出す
急性肝炎、慢性肝炎、肝硬変、肝がん、アルコール性肝炎など

　肝臓の細胞が障害されて、細胞内のビリルビンが血液中に漏れ出します。直接ビリルビンが上昇しますが、肝臓の機能（グルクロン酸抱合の能力）が低下している場合は、間接ビリルビンが上昇することもあります。

●胆汁が排泄されなくなるとビリルビンが血液中に流れ込む
胆管結石、胆管がん、膵臓がんなど

　胆汁の通り道である胆道が塞がれるため、胆汁が排泄されにくくなります。そのため、胆汁中に含まれたビリルビンは血液中へと流れ込みます。肝臓での代謝（グルクロン酸抱合）を受けた後なので、直接ビリルビンが上昇します。

●溶血が起こるとビリルビンが漏れ出す

赤血球が破壊されることを**溶血**と呼びます。溶血により、赤血球に含まれるヘモグロビンが分解してビリルビンが血液中に漏れ出します。

肝臓でのグルクロン酸抱合を受ける前なので、間接ビリルビンが上昇します。

●生まれつきビリルビンの排泄障害がある

体質性黄疸

生まれつきビリルビンの排泄に異常があり、黄疸の症状が出ることを体質性黄疸といいます。体質性黄疸を起こす病気の種類により、上昇するビリルビンの種類が異なります。

ジルベール症候群、クリグラ・ナージャー症候群では間接ビリルビンが上昇します。デュビン・ジョンソン症候群、ローター症候群では直接ビリルビンが上昇します。

ビリルビンが低いときに考えられる状態

●ヘモグロビンの量が少ないとビリルビンがつくられにくくなる

小球性低色素性貧血

小球性低色素性貧血とは、赤血球の中にヘモグロビンが少ないタイプの貧血です。「ヘモグロビンが分解されてつくられるビリルビン」が少なくなるため、間接ビリルビンおよび総ビリルビンが低下します。

●直接ビリルビンが低値

臨床的意義は少ないと考えられています。

ビリルビンを上昇させる薬

●薬剤性の肝障害を起こす薬

肝障害により、ビリルビンが十分に排泄されず、血液中に流れ込むためビリルビンが上昇します。

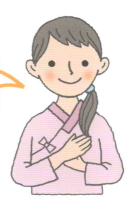

肝臓が悪くなると目が黄色くなると聞いたことがあります。黄疸の原因はビリルビンだったのですね。

尿酸
(UA：uric acid)

基準値：男性　3.7〜7.8 mg/dL
**　　　　女性　2.6〜5.5 mg/dL**

核酸をつくるために必要なプリン体（アデニン、グアニン）が、肝臓で代謝され尿酸になります。尿酸は体内で1日に700〜900mgつくられており、それと同じ量が腎臓から体外に排泄されます。「尿酸が過剰につくられること」、「体外に十分に排泄されないこと」によって血液中に尿酸が溜まり、血清尿酸値が上昇します。

✚ 尿酸のポイント

「高尿酸血症・痛風の治療ガイドライン第2版」では、血清尿酸値が7 mg/dL（血液100mL中に尿酸が7mg溶けている状態）を超えるものを高尿酸血症と定義しています。高尿酸血症は、痛風発作による激痛や関節炎だけでなく、腎障害を引き起こすこともあります。

体内の尿酸量が増えるパターン

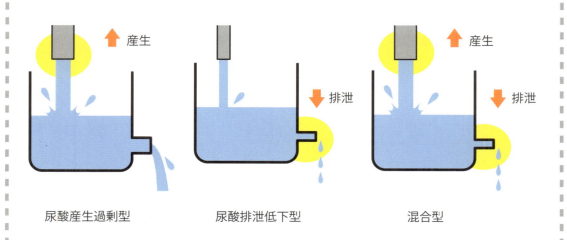

尿酸産生過剰型　　　尿酸排泄低下型　　　混合型

尿酸値が高いときに考えられる状態

●痛風
尿酸が血液中に大量に存在すると、血液中に溶けきれずに結晶となります。尿酸の結晶が関節などに溜まり、その場所に炎症が起きて痛みを感じます。この病気を**痛風**(つうふう)と呼びます。

●尿酸が過剰につくられると、尿酸値が上昇する

多血症、白血病、骨髄腫、悪性腫瘍など
細胞が破壊されやすくなり、細胞の中から核酸が血液中に流れ出します。その後、核酸は肝臓で尿酸に変えられるため、尿酸値が上がります。

脂肪食、アルコール飲料
尿酸の材料となる、プリン体の取りすぎによって尿酸値が高くなります。

●尿酸が十分排泄されないと尿酸値が上昇する

腎機能低下
腎臓が悪くなると、尿酸を十分排泄できなくなり尿酸値が上昇します。

飢餓、糖尿病、ケトアシドーシスなど
体内で糖分がうまく利用できないときには、体内のエネルギーを補うために脂肪が分解してケトン体となります。血液中のケトン体は、腎臓からの尿酸の排泄を抑えるため、尿酸値が上昇します。

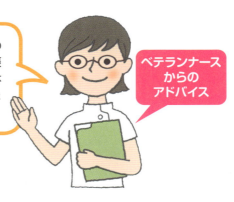

血清尿酸値が高値の場合は、プリン体の多い食事（レバー、魚卵、干物など）の摂取を控えましょう。飲酒により、プリン体過多になりやすいため、禁酒を促しましょう。

ベテランナースからのアドバイス

尿酸値が低いときに考えられる状態

●低プリン食、妊娠など
材料であるプリン体が不足し、体の中で尿酸がつくられにくくなります。

●ファンコニ症候群
腎臓の近位尿細管(きんいにょうさいかん)に起こる病気です。近位尿細管では、ブドウ糖やアミノ酸、尿酸などを再吸収（血液中に再び取り込むこと）されますが、ファンコニ症候群では尿酸が再吸収されないため、排泄量が増加し、尿酸値が低下します。

尿酸値を上昇させる薬

● チアジド系利尿薬（商品名：フルイトランなど）、ループ利尿薬（商品名：ラシックス、ルプラックなど）

利尿薬によって尿の量が多くなると血液の量が減ります。血液を補うため、尿細管からの水とともに尿酸の再吸収が増加するため、尿酸値が上昇すると考えられています。

● その他

β遮断薬（商品名：インデラルなど）、αβ遮断薬など（商品名：アーチストなど）の降圧薬でも尿酸値が上昇します。

尿酸値を下げる薬

● 尿酸生成阻害薬（商品名：ザイロリック錠、フェブリク錠など）

プリン体から尿酸をつくるために必要な酵素（キサンチンオキシダーゼ）の働きを抑えることで、尿酸がつくられにくくなります。

● 尿酸排泄促進薬（商品名：ユリノーム錠）

尿細管からの尿酸の再吸収を抑えます。さらに、尿酸を尿中へ排泄させるよう作用し、尿酸値を下げます。

● その他

降圧薬のロサルタンカリウム（商品名：ニューロタン錠）は尿酸値を低下させます。

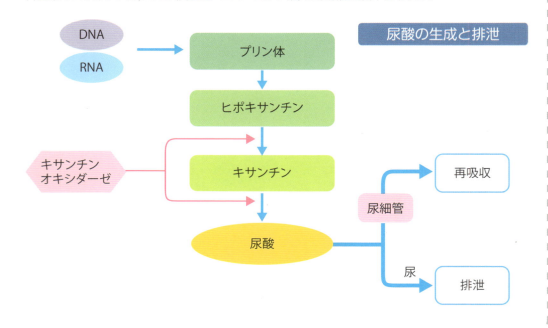

尿酸の生成と排泄

脂質系・糖質系検査

生活習慣病の予防や治療に重要な「脂質系・糖質系」の血液検査を紹介します。

総コレステロール
(TC：total cholesterol)

基準値：142〜248 mg/dL

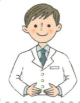
コレステロールは、ステロイドホルモン（副腎皮質ホルモン、性ホルモンなど）や胆汁酸の材料となります。また、細胞膜をつくる成分としての役割ももっています。血液中のコレステロールのほとんどは肝臓でつくられており、食事から摂取できる量は30％未満です。

✚ コレステロールのポイント

　コレステロールは、リポタンパク質（中性脂肪の項を参照：本文81ページ）に含まれるかたちとして血液中を移動します。肝臓から末梢（体の様々な臓器）へのコレステロールの移動は低密度リポタンパク質（LDL）コレステロールのかたちとして、逆に、末梢から肝臓への移動は高密度リポタンパク質（HDL）コレステロールのかたちで運ばれます（LDLコレステロール、HDLコレステロールの詳細は後述の項目を参照）。

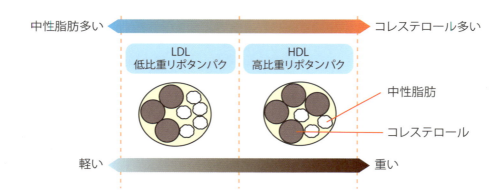

　コレステロール値の異常は、肝臓おけるコレステロールの合成障害、リポタンパク質の代謝障害、腸管からの吸収障害によって起こります。
　総コレステロールと、LDLコレステロール、HDLコレステロール、中性脂肪は以下の式で示す関係にあります。

Friedewaldの式
総コレステロール ＝ LDLコレステロール ＋ HDLコレステロール ＋（中性脂肪 ÷ 5）

総コレステロールが高いときに考えられる状態

●コレステロールの代謝異常があると高くなる

原発性(げんぱつせい)高コレステロール血症
　生まれつきコレステロールの代謝過程に異常があると、総コレステロールが高くなります。以下のような疾患があります。
　家族性高コレステロール血症、リポタンパクリパーゼ欠損症、Ⅱ型・Ⅲ型高脂血症などです。

続発性高コレステロール血症
　下記の疾患があると、脂質の代謝に異常をきたし、総コレステロールが高くなります。
　糖尿病、甲状腺機能低下症、ネフローゼ症候群、閉塞性黄疸、多発性骨髄腫などです。

総コレステロールが低いときに考えられる状態

●コレステロールの代謝異常があると低くなる

一次性低コレステロール血症
　生まれつきコレステロールの代謝過程に異常があり、総コレステロールが低くなります。以下のような疾患があります。
　無・低βリポタンパク血症などです。

二次性低コレステロール血症
　下記の疾患の発症にともなって、脂質の代謝に異常をきたし、総コレステロールが低くなります。
　甲状腺機能亢進(こうしんしょう)症、アジソン病（原発性副腎皮質機能低下症）、肝障害などです。

総コレステロールを上昇させる薬

　以下の薬剤で総コレステロールを上昇させる可能性があります。
　イミダゾール系抗真菌薬、消毒薬（アルコール製剤）、副腎皮質ステロイド、経口避妊薬、チアジド系利尿薬、β遮断薬などです。

総コレステロールを低下させる薬

脂質異常症の治療薬で総コレステロールが低下します。以下の脂質異常症の治療薬が用いられています。

●スタチン系（商品名：リピトールなど）

コレステロールの合成に関わる酵素（HMG-CoA還元酵素）の働きを阻害します。体内でコレステロールがつくられにくくなるため、総コレステロールは低下します。

●フィブラート系（商品名：ベザトールなど）

PPARαと呼ばれる核内受容体を活性化させる作用があります。肝臓での脂肪酸の合成を抑えることで、総コレステロールを低下させます。

●ニコチン酸誘導体（商品名：ユベラNなど）

リポタンパクリパーゼの働きを促すことで、中性脂肪（TG）を低下させます。その結果、総コレステロールは低下します。

●エゼチミブ（商品名：ゼチーア）

腸からのコレステロールの吸収を抑えます。食事に含まれるコレステロールおよび胆汁中に排泄されたコレステロールの吸収を抑えることで、総コレステロールは低下します。

●プロブコール

リポタンパク質の合成を抑える作用や、コレステロールの胆汁中への排泄を促進する作用によりLDLコレステロールを低下させます。その結果、総コレステロールは低下します。

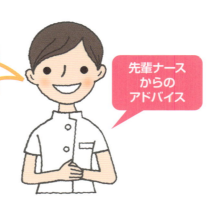

中性脂肪
（TG：triglyceride）

基準値：男性　40〜234 mg/dL
　　　　女性　30〜117 mg/dL

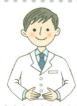
中性脂肪は脂肪酸とグリセロールが結合したもので、体内のエネルギー源となります。脂肪酸は食事中の脂肪などから体内に取り込まれます。グリセロールに結合する脂肪酸の数に応じて、**モノグリセリド**（1つ）、**ジグリセリド**（2つ）、**トリグリセリド**（3つ）と呼ばれます。

中性脂肪（TG）のポイント

体内の90％がトリグリセリド（TG）であるため、中性脂肪は一般的にTGとほぼ同じ意味で用いられます。

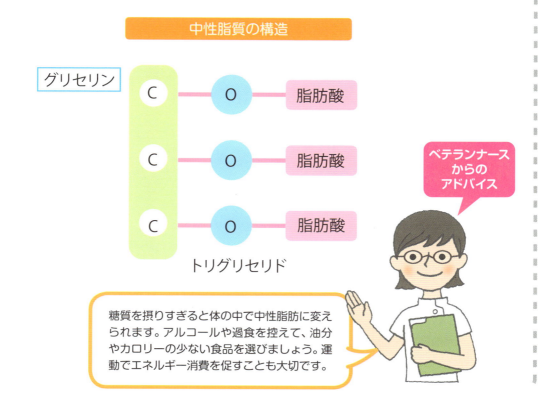

中性脂質の構造

グリセリン — C—O—脂肪酸 / C—O—脂肪酸 / C—O—脂肪酸

トリグリセリド

ベテランナースからのアドバイス

糖質を摂りすぎると体の中で中性脂肪に変えられます。アルコールや過食を控えて、油分やカロリーの少ない食品を選びましょう。運動でエネルギー消費を促すことも大切です。

TGは油であるため、血液という水に溶けることはできません。そのため、血液に溶け体内を移動するためには、形を変える必要があります。その形が**リポタンパク**です。リポタンパクは、TG、リン脂質、アポタンパク質（機能を持たないタンパク質）、コレステロールなどで構成されています。

リポタンパクの構造

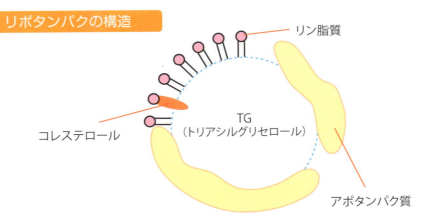

　また、体の中で余分となったTGは、脂肪組織や肝臓に蓄えられます。食事を抜くなど「糖質からのエネルギーが不足」すると、リポタンパクリパーゼ（LPL）などの酵素がリポタンパク質に作用し、TGは脂肪酸とグリセロールに分解されエネルギーとして利用されます。

　TG値は食事の影響を受けやすい検査項目です。食後は少なくとも10 mg/dL程度上昇するため、通常は早朝空腹ときに採血を行います。

　TGが高い状態が続くと、動脈硬化を進めてしまうおそれがあります。動脈硬化が進むと、血管の幅が狭くなり、血管の壁が破れて血の固まりができやすくなるため、脳梗塞や心筋梗塞など致死的な病気を引き起こすリスクが高まります。

動脈硬化の悪化と危険性

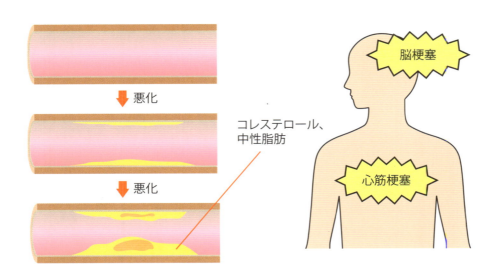

TGが高いときに考えられる状態

●食事からの脂肪の摂取が多いとTGが上昇する
肥満、高脂肪食、高カロリー食、飲酒
　食べ過ぎによりTGの材料である脂肪酸が体内に多く取り込まれます。そのため、TGが上昇します。
疾患によってTGが高くなる
　下記の疾患の発症にともなって、脂質の代謝に異常をきたし、TGが上昇します。
　糖尿病、甲状腺機能低下症、ネフローゼ症候群、膵炎（すいえん）、アルコール性脂肪肝、閉塞性黄疸（へいそくせいおうだん）などです。

TGが低いときに考えられる状態

●食事からの脂肪の吸収が不足するとTGが低くなる
　消化管からの吸収障害や食事を摂れないなど、栄養不足があるとTGが低くなります。

●疾患によってTGが低くなる
　下記の疾患の発症にともなって、脂質の代謝に異常をきたし、TGが低下します。
　甲状腺機能亢進症（こうしん）、副腎皮質機能低下症、肝硬変、末期がんなどです。

TGを上昇させる薬

　以下の薬でTGを上昇させる可能性があります。
　ループ系利尿薬、チアジド系利尿薬、副腎皮質ステロイド製剤などです。

TGを低下させる薬

●脂質異常症の治療薬
・フィブラート系（商品名：ベザトールなど）
・ニコチン酸（商品名：ユベラNなど）
・イコサペント酸エチル（商品名：エパデールSなど）

　脂質代謝の異常を改善し、TGを低下させます。各薬の働きについては、総コレステロールの項目を参照してください。

HDLコレステロール
(HDL-C : high density lipoprotein)

基準値：男性　38〜　90 mg/dL
　　　　女性　48〜103 mg/dL

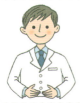
コレステロールは**リポタンパク質**（中性脂肪の項参照：本文81ページ）と呼ばれる粒子に含まれ、血液中を移動します。HDLはリポタンパクの一つであり、タンパク質が約50%、脂質が約50%で構成されます。HDLに含まれるコレステロールを**HDLコレステロール**と呼びます。

➕ HDLコレステロール（HDL-C）のポイント

　コレステロールは、HDLコレステロールの形として末梢（体の様々な臓器）から肝臓に運ばれます。
　つまり、HDLは血管に溜まった余分なコレステロールを肝臓に返す働きをしています。また、HDLコレステロールは動脈硬化を抑える働きを持つことから、一般的に**善玉コレステロール**と呼ばれます。低HDLコレステロール血症は、HDLコレステロールが低値（< 40 mg/dL）となる脂質異常症であり、心血管疾患の重要な危険因子となります。女性の方が男性に比べてHDLコレステロールが高い傾向があります。また、菜食主義や運動によりHDLコレステロールの値が高くなる傾向があります。

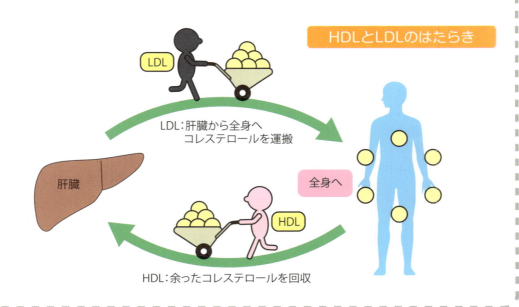
HDLとLDLのはたらき

HDL-Cが低いときに考えられる状態

●HDL-Cが合成されにくくなる
代謝に異常がおこり、HDL-Cがつくられにくくなります。以下の疾患でHDL-Cが低下します。
肝障害、1型糖尿病、冠動脈硬化症、閉塞性動脈硬化症、慢性腎不全、関節リウマチ、高リポタンパク血症などです。

●HDL-Cの異化が促される
甲状腺機能亢進症
HDL-Cの異化（複雑に組み合わさったものが単純なものに分解される反応）が促され、HDL-Cが低下します。

HDL-Cを上昇させる薬

以下の薬でHDL-Cを上昇させることがあります。

・脂質異常症治療薬（スタチン系、フィブラート系、ニコチン酸誘導体）
・卵胞ホルモン（エストロゲン）製剤
・インスリン製剤

HDL-Cを低下させる薬

以下の薬でHDL-Cを低下させることがあります。

・脂質異常症の治療薬（プロブコール）
・黄体ホルモン（プロゲステロン）製剤
・降圧薬（チアジド系利尿薬、β遮断薬）

脂質異常症の薬は、基本的にLDL-C（後述）を低下させ、HDL-Cを増加させる働きがあります。しかし、プロブコール（商品名：ロレルコなど）は、胆汁中へのコレステロールの排泄を促すため、HDL-Cの原料となるコレステロール自体が少なくなります。そのため、LDL-Cだけでなく、HDL-Cも低下させます。

LDLコレステロール
(LDL-C：low density lipoprotein)

基準値：65〜163 mg/dL

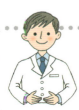

コレステロールはリポタンパク質（中性脂肪の項参照：本文81ページ）という粒子に含まれ、血液中を移動します。リポタンパク質の一つであるLDLに含まれるコレステロールを **LDLコレステロール** と呼びます。

✚ LDLコレステロールのポイント

コレステロールはLDLコレステロールの形で、肝臓から末梢（体内の様々な臓器）に運ばれます。

つまり、LDLコレステロールの値が高くなると、体の中で使われなかったコレステロールが末梢の血管に受け渡されます。血管の壁にコレステロールが蓄積されると、動脈硬化を引き起こす危険があります。このことから、LDLコレステロールは一般的に **悪玉コレステロール** と呼ばれます。

高LDLコレステロール血症は、LDLコレステロールが高値（＞140 mg/dL）となる脂質異常症であり、狭心症や、心筋梗塞などの心血管疾患の重要な危険因子となります。

善玉（HDL）と悪玉（LDL）コレステロールの役割

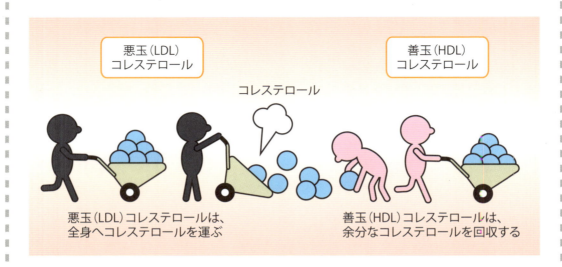

悪玉（LDL）コレステロールは、全身へコレステロールを運ぶ

善玉（HDL）コレステロールは、余分なコレステロールを回収する

LDL-Cが高いときに考えられる状態

●胆汁中へのコレステロールの排泄が低下するとLDL-Cが上昇する

甲状腺機能低下症
　甲状腺ホルモンの減少により、胆汁中へのコレステロールの排泄が低下します。血液中にコレステロールが留まることで、LDL-Cが上昇します。

閉塞性黄疸、胆石症、肝がん、脂肪肝など
　胆汁の流れが悪くなるため、コレステロールが体外へ排泄されず血液中に流れ込みます。血液中にコレステロールが留まることで、LDL-Cが上昇します。

LDL-Cが低いときに考えられる状態

●胆汁中へコレステロールが排泄されるとLDL-Cが低下する

甲状腺機能亢進症
　コレステロールの胆汁中への排泄が促進されます。血液中のコレステロールの量が少なくなるため、LDL-Cが低下します。

●LDLの材料であるタンパク質が不足するとLDL-Cが低下する

低β-リポタンパク血症
　食事の吸収に障害があるなど、タンパク質の摂取量が不足すると、LDLがつくられにくくなりLDL-Cが低下します。

肝硬変、劇症肝炎など
　肝臓においてタンパク質をつくり出す能力が低下した状態です。タンパク質が不足するため、LDLがつくられにくくなりLDL-Cが低下します。

LDL-Cを低下させる薬

　脂質異常症の治療薬全般（スタチン系、フィブラート系、ニコチン酸誘導体、エゼチミブ、プロブコールなど）でLDL-Cが低下します（薬の詳細については総コレステロールの項目を参照）。

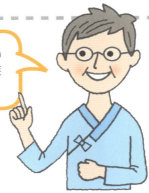

> 運動不足だとLDLが高くなると思っていました。それだけでなく、甲状腺などの疾患が関わっていることを知りました。

グルコース（GLU：glucose）／血糖値

基準値：73～109 mg/dL

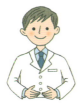
グルコースはブドウ糖とも呼ばれ、体内のエネルギー源となります。血液中のグルコース濃度を**血糖値（けっとうち）**と呼びます。
グルコースは生命を維持するためのエネルギー源として重要です。そのため、体には、血糖値が低下した際に「グルコースを補うための機能」が備わっています。

➕ グルコースのポイント

　グルコースは、**グリコーゲン**と呼ばれる物質として肝臓や筋肉に蓄えられています。血糖値が低くなると、体はグリコーゲンを分解し血糖値を上昇させます。

ブドウ糖（グルコース）の貯蔵と利用

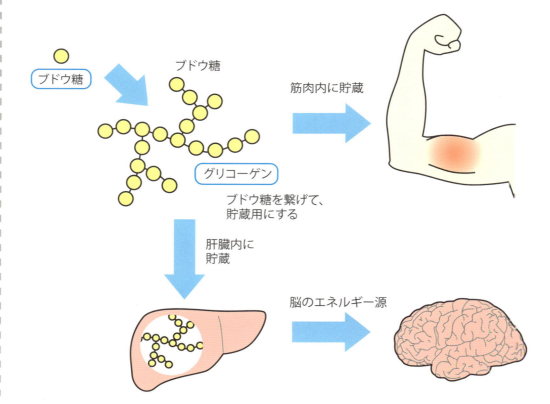

他にも、血糖値を上昇させる機能として、**糖新生**があります。糖新生は糖質以外のもの（アミノ酸、乳酸、グリセロールなど）からグルコースをつくり出す反応です。

　血液中のグルコースは、産生と消費のバランスが保たれており、健常人では、血糖値はおよそ70〜140 mg/dLで保たれています。
　食事によりグルコースが吸収されると、血糖値は上昇します。その後、膵臓のランゲルハンス島β細胞よりインスリンが分泌されます。インスリンは、筋肉、肝臓、脂肪細胞などの組織へのグルコースの取り込みを促します。また、肝臓からのグルコースの放出を抑制します。このように、インスリンは血糖値を下げることで、血糖値が高くなりすぎないよう調節しています。

インスリンの働き

①肝臓、骨格筋、脂肪組織へ、体のエネルギー源である糖を取り込む
②肝臓でのグリコーゲンの合成の促進と抑制

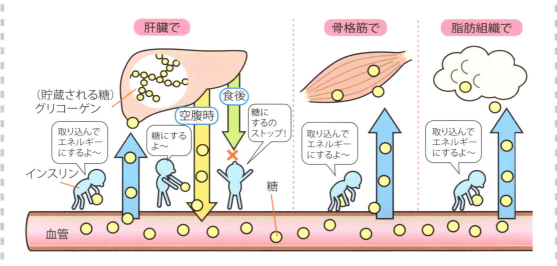

　一方、血糖値が低い状態では、血糖値を上昇させる必要があります。膵臓のランゲルハンス島α細胞からはグルカゴン、副腎皮質からは糖質コルチコイドが分泌されます。他にもアドレナリンや成長ホルモンによっても、血糖値が上昇します。
　このように、血糖値は様々なホルモンによりバランスが保たれています。しかし、このバランスが崩れると、糖尿病になります。

高血糖および低血糖がもたらす危険

　高血糖状態（170 mg/dL 以上）では、脱水が起こり、異常な口の渇き、尿量や尿の回数の増加、体重減少、脱力感、疲労感などの症状が現れます。さらに高血糖が進む（250 mg/dL 以上）と、ケトン体が過剰につくられ、体が酸性（ケトアシドーシス）になります。

　ケトアシドーシスの状態になると吐き気、上腹部の痛み、口臭（アセトン臭）の症状が現れ、重症の場合は意識障害を起こして死に至ることもあります。

　一方、低血糖状態（70 mg/dL 以下）では、空腹感、動悸、冷や汗、イライラ感などの症状が起こります。低血糖が進行し、血糖値が 30 mg/dL 以下となると、脳にエネルギーが供給されないため、中枢神経症状が起こります。ボーッとする、異常行動、ろれつが回らない、意識消失、痙攣（けいれん）などの症状が現れ、死に至ることもあります。

　高血糖および低血糖はいずれも危険な症状を引き起こすため、血糖値の異常には細心の注意を払いましょう。

血糖値が高いときに考えられる状態

●内分泌（ホルモンの分泌）に異常があると、血糖値が上昇する

1型糖尿病
　血糖値を下げるインスリンが膵臓から分泌されず、血糖値が上昇します。

2型糖尿病
　インスリンの分泌や働きが悪くなると、組織にグルコースが取り込まれにくい状態（インスリン抵抗性）になり、血糖値が上昇します。

グルカゴノーマ
　膵臓のα細胞が異常に増える腫瘍（しゅよう）です。グルカゴンを過剰に分泌するため、血糖値が上昇します。

甲状腺機能亢進症（バセドウ病）
　甲状腺ホルモンは、エネルギーの利用を促すホルモンです。エネルギーの消費が大きくなるため、エネルギー源を補うために血糖値が上昇します。

クッシング症候群
　血糖値の上昇させる糖質コルチコイドが過剰に分泌され続ける病気です。

原発性アルドステロン症
　アルドステロンが過剰に分泌される病気です。アルドステロンは尿細管においてカリウムの排泄を促します。インスリンが筋肉や肝臓に作用するためには、カリウムを取り込む必要があります。アルドステロンの作用により、カリウムが低下すると、インスリンの作用も低下するため、血糖値が上昇します。

●胃の切除により、小腸から急激にグルコースが吸収される

ダンピング症候群
　胃がないため、食事に含まれるグルコースが急激に小腸に流れ込み、吸収されるため、血糖値が急激に上昇します。（血糖値が低下する場合は後述）

血糖値が低いときに考えられる状態

●内分泌（ホルモンの分泌）に異常があると、血糖値が低下する

インスリノーマ
　膵臓のβ細胞が異常に増える腫瘍です。インスリンを過剰に分泌するため、血糖値が低下します。

副腎皮質機能低下症（アジソン病）
　血糖値を上昇させる糖質コルチコイドの分泌が低下する病気です。糖質コルチコイドが作用しないため、血糖値が低下します。

●肝細胞の障害があると、グルコース放出が抑制され血糖値が低下する

肝がん、肝硬変、急性肝炎など
　グルコースはグリコーゲンの形で体内に貯蔵されています。肝臓の機能が低下するとグリコーゲンからグルコースを取り出すことができないため、血糖値が低下します。

●急激な血糖値が上がると、インスリンが過剰に分泌し血糖値が低下する

ダンピング症候群
　食事による急激に血糖値の上昇があると、血糖値を下げるためにインスリンが過剰に分泌されます。その結果、血糖値が急激に低下します。

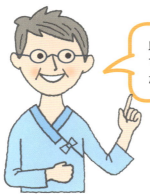

以前、低血糖になったとき、血糖値が50でした。でも、動悸や手の震えなどの症状が出なくて、怖い思いをしました。

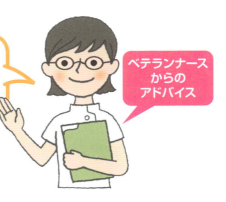

β遮断薬（心臓や血圧の薬）を飲んでいると、低血糖の症状が隠されてしまうことがあるので注意が必要です。

ベテランナースからのアドバイス

血糖値を上昇させる薬

●副腎皮質ホルモン製剤（ステロイド製剤）（商品名：プレドニンなど）

糖質コルチコイドと同様の作用を持ちます。肝臓において糖新生を促すため、血糖値を上昇させます。

●ループ利尿薬およびチアジド系利尿薬

腎臓の尿細管においてカリウムの排泄を促します。そのため、長期間服用すると低カリウム血症を引き起こします。インスリンが分泌するためには、膵臓のβ細胞にある「ATP感受性カリウムチャネル」が正常に働く必要があります。低カリウム血症では、ATP感受性カリウムチャネルが正常に働かず、インスリンの分泌が低下するため、血糖値が上昇します。

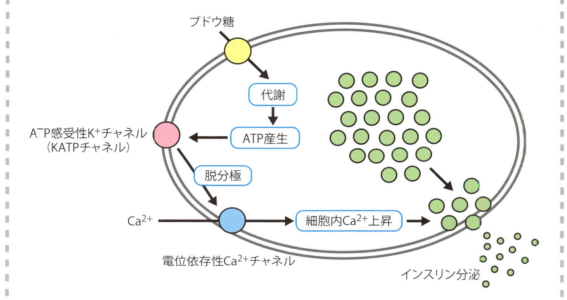

ブドウ糖によるインスリン分泌のメカニズム

●第二世代抗精神病薬（商品名：セロクエル、ジプレキサなど）

急激に体重が増加し、インスリン抵抗性が促されるため、血糖値が上昇すると考えられています。これらの薬剤は、添付文書（薬の説明文書）の中で「糖尿病患者には禁忌（使用してはいけない）」とされています。

●高カロリー輸液

高濃度のグルコースを含む輸液を静脈内に投与すると、グルコースを経口投与する場合に比べて、体内で糖を処理するために大きな負荷がかかります。特に、耐糖能異常（糖尿病の予備軍の状態）だと、糖を処理しきれず血糖値が高くなります。

●その他

インターフェロン製剤、免疫抑制剤（商品名：ネオーラルなど）、フェニトイン（商品名：アレビアチン）、プロテアーゼ阻害薬（商品名：ノービア）などで高血糖の報告があります。

血糖値を低下させる薬

●インスリン製剤
体内のインスリンと同様に作用し、血糖値を下げます。過剰投与により、低血糖を引き起こします。

●GLP-1受容体作動薬（商品名：ビクトーザなど）
ヒトグルカゴン様ペプチド-1（GLP-1）は、インクレチンというホルモンの一種で、食事の摂取により消化管から分泌されます。膵臓のβ細胞からのインスリンの分泌促進、α細胞からのグルカゴンの分泌抑制、食欲を抑える作用を持ちます。GLP-1受容体作動薬は、GLP-1と同様に働き、血糖値を下げます。

●経口糖尿病治療薬
スルホニル尿素（SU）系（商品名：アマリールなど）
膵臓のβ細胞にあるSU受容体に結合し、カリウムイオンチャネルを閉鎖しβ細胞を活性化させます。その結果、インスリンの分泌が増え、血糖値が低下します。

速効型インスリン分泌促進薬（商品名：ファスティックなど）
SU受容体に一時的に結合し、インスリンの分泌を促します。服用後15分程度とすぐに効果が現れます。そのため、食後の高血糖を抑えるために食事の直前に服用します。

ビグアナイド系（商品名：メトグルコなど）
糖新生の抑制、糖の吸収の抑制、インスリン抵抗性（インスリンが作用しにくい状態）の改善により、血糖値を低下させます。

α-グルコシダーゼ阻害薬（商品名：ベイスンなど）
小腸において、食事に含まれる二糖類をグルコースまで分解する酵素（αグルコシダーゼ）を阻害し、グルコースをつくられにくくします。グルコースの吸収を遅らせるため、食直前に服用することで、食後の高血糖を抑えられます。

チアゾリジン系（商品名：アクトス）
脂肪細胞のペルオキシゾーム増殖活性化受容体γ（PPARγ）を活性化させ、脂肪細胞の分化を促し、インスリン抵抗性を改善します。インスリンの効きが良くなるため、血糖値が低下します。

DPP-4阻害薬（商品名：ジャヌビアなど）
インクレチンを分解する酵素（DPP-4）の働きを阻害します。インクレチンは食後に腸管から分泌されるホルモンの一種です。インスリンの分泌（膵臓β細胞に作用）、グルカゴンの抑制（膵臓α細胞に作用）により、食後の血糖上昇を抑えます。

SGLT2阻害薬（商品名：スーグラなど）
腎臓の近位尿細管のナトリウム-グルコース共輸送体（SGLT2）の働きを阻害することで、尿細管からのナトリウムイオンとグルコースの再吸収（血液中に取り込むこと）を抑えます。尿中へのグルコースの排泄が促されるため、血糖値が低下します。

その他
不整脈治療薬（商品名：シベノール）、ニューキノロン系抗菌薬（商品名：クラビット）などの薬剤で低血糖を起こすという報告があります。

グリコヘモグロビンA1c
(glycosylated hemoglobin A1c)／HbA1c

基準値：4.9〜6.0%

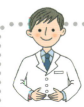
ヘモグロビンにグルコースが結合したものです。ヘモグロビンは赤血球に含まれるタンパク質で、いったんグルコースが結合（糖化）すると赤血球の平均寿命（約120日）が尽きるまで、糖化された状態を維持します。

✚ グリコヘモグロビンA1c（HbA1c）のポイント

　HbA1cは過去1〜3ヶ月間の平均血糖値を反映します。血糖値はその時々（短期間）のコントロールの指標であるのに対し、HbA1cは長期のコントロールの指標となります。
　糖尿病性腎症、網膜症、神経障害などの糖尿病合併症を予防するためには、長期にわたって血糖をコントロールする必要があります。そのことから、HbA1cは糖尿病の治療目標として有用な指標となります。
　平成24年以前には、HbA1cはJDS＊値と国際基準として用いられるNGSP＊値の2つの値が用いられていました。現在では、HbA1cの表記はNGSP値に一本化されました。

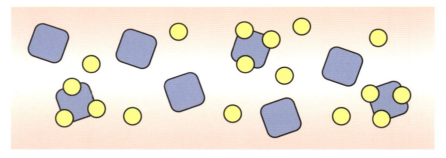

 ブドウ糖
 ヘモグロビン
 グリコヘモグロビン

＊ **JDS**　Japan Diabetes Societyの略。
＊ **NGSP**　National Glycohemoglobin Standardization Programの略。

HbA1cが高いときに考えられる状態

●糖尿病
コントロール不良の糖尿病では、血糖値が高いため、ヘモグロビンはどんどん糖化していきます。その結果、HbA1cが上昇します。

●腎不全
腎不全ときには、尿素が尿中に排泄されにくくなります。尿素が多い状態では、分析法（高速液体クロマトグラフィー）によっては、HbA1cの値が誤って高く表示される（偽高値を示す）場合があります。

HbA1cが低いときに考えられる状態

●溶血性貧血
溶血（赤血球が破壊されること）が起こるため、赤血球寿命が短縮します。ヘモグロビンの糖化のされる割合が低下するため、HbA1cは低下します。

●ヘモグロビン異常症（鎌状赤血球貧血、サラセミアなど）
生まれつきヘモグロビンの形が異常になる病気です。ヘモグロビンが正常に糖化されないため、HbA1cは低下します。

●低血糖
血液中のグルコースが少なく、ヘモグロビンの糖化が進まないため、HbA1cは低下します。

HbA1c値に影響を及ぼす薬

●血糖値を変動させる薬
HbA1cは過去1〜3ヶ月程度の平均血糖値を反映するため、血糖値を変動させる薬により、HbA1c値が変わります。（詳細はグルコースの項目を参照）

HbA1c値を低下させる薬

●造血薬
・鉄剤（商品名：フェロミアなど）
・エリスロポエチン製剤（商品名：エポジンなど）
未熟な赤血球を増加させ、糖化するヘモグロビンの割合が少なくなるため、HbA1cが低下します。

病名を理解するポイント②

　病気を知ることで検査値を活用することができます。検査値をより知るために必要な病気のポイントを理解しましょう。

病名	ポイント
膵嚢胞	膵臓やその周りに液体のたまった袋ができる病気です。良性のものが多いが、炎症や腫瘍が原因となる場合もあります。
全身性エリテマトーデス	なんらかの原因によって、様々な自己抗体を産生され、自己抗体により全身の臓器に炎症性の障害を起こす自己免疫疾患です。
ダンピング症候群	胃の切除によって不快な症状が起こる状態です。胃でかき混ぜられ、少しずつ腸に送り出されていた食べ物が、胃切除後は未消化のまま一度に腸に流れ込みます。血糖値が激しく変動することや、各種ホルモンの分泌によって、不快な症状が起こります。
腸閉塞	食べ物や消化液などの内容物の流れが小腸や大腸で滞り、腸に詰まった状態です。吐き気や嘔吐、腹痛の症状が現れます。腸が詰まっているため、栄養素の吸収障害も起きます。
伝染性単核症	EBウイルス（エプスタイン・バールウイルス）の初感染によって起こる病気です。発熱、咽頭痛、リンパ節腫脹を特徴とし、正常な形をしないリンパ球（異型リンパ球）が現れます。
敗血症	感染が原因となり、全身に炎症が起こる症候群のことです。ショックや播種性血管内凝固症候群（DIC）を引き起こす重篤な状態です。
肺梗塞	血液の塊（血栓）や脂肪の塊、空気などが、肺の動脈を部分的または完全に詰まらせる病気を肺塞栓と呼びます。肺塞栓の結果、肺組織に壊死が生じるものは肺梗塞と呼びます。
白血病	血液のがんです。遺伝子の変異を起こした造血細胞（白血病細胞）が骨髄で自律的に増殖することで、骨髄を圧迫し、正常な造血を妨げる病気です。
ファンコニ症候群	腎臓の近位尿細管の病気で、ブドウ糖、アミノ酸、尿酸、リン酸、炭酸水素塩が再吸収されずに尿中にそのまま排泄される病気です。
ヘモクロマトーシス	体内に鉄が過剰に蓄積され、肝臓、膵臓、皮膚に貯蔵鉄が沈着する状態です。進行すると肝障害や心不全などの臓器障害を引き起こす恐れがあります。
本態性血小板血症	骨髄増殖性疾患の一つで、造血幹細胞の異常により、主に血小板が著しく増加する血液の病気です。
マクログロブリン血症	リンパ球の一つであるB細胞から分化した「形質細胞」のがんです。血漿タンパク質中の高分子量のグロブリンである「マクログロブリン」が異常に増加する病気です。

chapter 6

ミネラル系検査

体に必須な栄養素の一つである「ミネラル」の
血液検査について紹介します。

ナトリウム
(Na：Sodium)

基準値：138～145 mmol/L (mEq/L)

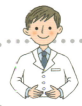

体内に含まれる元素の一つで、一般的にはミネラルとして知られています。細胞外液（血漿や組織間液など細胞の外にある体液）に多く含まれます。

ナトリウム (Na) のポイント

ナトリウムは、細胞外液の浸透圧の維持、神経や筋肉の活動の調節、酸-塩基平衡（酸性とアルカリ性のバランス）の調節、クロール (Cl) とカリウム (K) の濃度調節、水分の排泄の調節の役割を持ちます。

食塩 (NaCl) の摂取により小腸から吸収されたナトリウムは、血中をめぐり、やがて腎臓の糸球体でろ過されます。一部は尿細管から吸収されますが、不要になったナトリウムは尿として排泄されます。

体液の組成

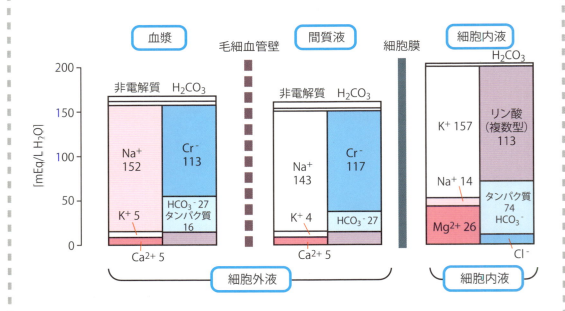

ナトリウムが高いときに考えられる状態

脱水症（下痢、嘔吐、発汗など）
水分とともにナトリウムが失われます。ナトリウムの喪失に比べ、水分の喪失の割合が大きい場合、ナトリウムは濃縮され血液中の濃度が上昇します。

尿崩症
腎臓での水分の再吸収（尿中から血液中に再度取り込まれること）に異常があり、尿量が増大する病気です。水分が大量に排泄されますが、ナトリウムの尿中への排泄は変わらないため、血液中のナトリウムが上昇します。

糖尿病
尿中にグルコースが含まれることで、尿の浸透圧が上昇し、血液中から尿中に水分が引き込まれます。尿量が増え水分が失われるため、血液中のナトリウムが上昇します。

食塩の過剰摂取
食塩（NaCl）を過剰摂取すると、ナトリウムが十分排泄されず、体内に蓄積します。その結果、ナトリウムが上昇します。

アルドステロン症
副腎皮質からアルドステロン（鉱質コルチコイド）が過剰に分泌される病気です。尿細管においてナトリウムの再吸収が促され、血液中のナトリウムが上昇します。

クッシング症候群
副腎皮質からコルチゾール（糖質コルチコイド）が過剰に分泌される病気です。糖質コルチコイドは鉱質コルチコイドと同様に尿細管からのナトリウムの再吸収を促すため、血液中のナトリウムが上昇します。

ナトリウムが低いときに考えられる状態

重度の嘔吐、下痢
嘔吐下痢によりナトリウムと水分が体外に失われた後、水分だけを補うと血液中のナトリウムの濃度が低くなります。

火傷、外傷
ナトリウムを多く含む細胞外液が体外に流れ出すため、ナトリウムが低下します。

心不全、肝硬変、ネフローゼ症候群、腎不全、アジソン病、甲状腺機能低下症
上記の疾患では、水分が尿中に排泄されにくくなり、体内に水分を溜め込みます。ナトリウムは薄められ、濃度が低下します。

抗利尿ホルモン不適合分泌症候群（SIADH＊）
抗利尿ホルモン（尿量を減らすホルモン）のバソプレシン（ADH）が不適切に分泌または作用する状態です。腎臓の集合管における水分の再吸収が促進されるため、血液中のナトリウムの濃度が低下します。

＊ SIADH　Syndrome of inappropriate secretion of antidiuretic hormoneの略。

ナトリウムを上昇させる薬

●浸透圧利尿剤（商品名：イソバイド）
薬により尿細管内の浸透圧を上昇します。浸透圧により水分が血液中から尿中に移行するため、水分の排泄が促されます。その結果、血液中のナトリウム濃度が上昇します。

●生理食塩水、NaHCO$_3$
薬により、不足したナトリウム（Na）を補います。過剰な使用によりナトリウム濃度が上昇します。

ナトリウムを低下させる薬

●利尿剤（チアジド系利尿薬、ループ利尿薬）
水分と共にNaを尿中に排泄するため、ナトリウム濃度は低下します。

●抗利尿ホルモン不適合分泌症候群（SIADH）を引き起こす恐れのある薬（代表的なもの）

抗うつ薬
・アミトリプチリン（商品名：トリプタノール）
・フルボキサミン（商品名：ルボックス）

定型抗精神病薬
・ハロペリドール（商品名：セレネース）など

抗てんかん薬
・カルバマゼピン（商品名：テグレトール）、バルプロ酸（商品名：デパケン）

抗がん剤
・ビンクリスチン（商品名：オンコビン）
・シスプラチン（商品名：ランダ）
・カルボプラチン（商品名：パラプラチン）

上記の薬は、副作用として抗利尿ホルモン不適合分泌症候群を引き起こすとの報告があります。

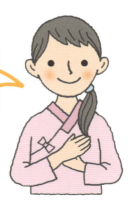

塩辛い食事でナトリウムが増えると思っていましたが、他にもたくさんの疾患が関わっていて驚きました。

カリウム
(K：potassium)

基準値：3.6〜4.8 mEq/L（血清中）

体内に含まれる元素の一つで、一般的にはミネラルとして知られています。カリウムは、体内ではK⁺（カリウムイオン）の状態で存在し、細胞内の浸透圧の維持、酸塩基平衡（さんえんきへいこう）（酸性と塩基性のバランス）の調節、筋肉や神経の働きを正常に保つ、ナトリウム（Na）を排泄するなどの役割を担っています。特に心臓では、心筋を正常に働かせるという大きな役割を持ちます。

✚ カリウム（K）のポイント

　カリウムは野菜や果物に多く含まれており、これらを摂取することで体内へ取り込まれます。体内のカリウムのほとんどは細胞内に含まれているため、血清中では細胞内に比べてカリウムの濃度は低くなります。

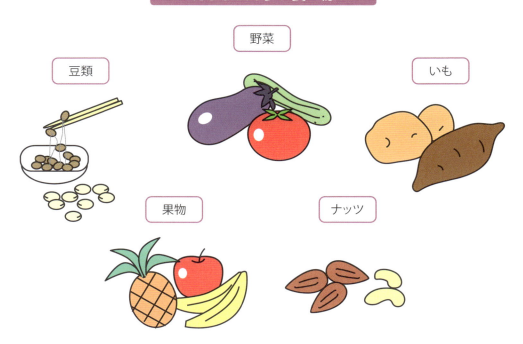

カリウムの多い食べ物

また、赤血球には血清中に比べて30〜40倍多くのカリウムが含まれます。そのため、赤血球の破壊（溶血）が起こると赤血球からカリウムが漏れ出し、カリウム値が高くなります。

カリウムは尿中に排泄されますが、腎機能が障害されるとカリウムの排泄量が低下するため、カリウム値が上昇します。腎機能が低下した患者が食事によるカリウム摂取を制限されるのはこのためです。

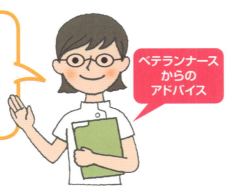

採血をした後、全血を低温で放置すると、カリウムの検査結果が「偽高値」を示すことがあります。これは、赤血球中が破壊されて中に含まれるカリウムが漏れ出すためです。採血後すぐに血清分離することで、偽高値を防止できます。

ベテランナースからのアドバイス

カリウムが高いときに考えられる状態

●カリウムが体内に取り込まれるほど、数値が高くなる

カリウムを含む輸液や保存血の大量投与、カリウムの多い食物（生野菜や果物類）の過剰摂取などにより、体内にカリウムが蓄積するため、カリウム値が上昇します。

●カリウムの排泄が障害されると、数値が高くなる

低アルドステロン症（アジソン病、下垂体機能不全など）

アルドステロンは水とナトリウムの再吸収（血液中に再び取り込むこと）、およびカリウムの排泄を促します。低アルドステロン症では、アルドステロンの作用が十分でないため、尿中にカリウムが排出されにくくなり、血液中カリウムが上昇します。

腎不全、乏尿、無尿など

尿量が少なくなるため、尿中のカリウムの排泄量は少なくなります。そのため、カリウム値が上昇します。

●細胞の破壊が起こると、カリウムが高くなる

生体内溶血、生体外溶血（採血時の手技の誤り）、外傷、火傷による組織破壊など

血液中に比べ、細胞内には多くのカリウムが含まれています。細胞が破壊されることで、細胞内のカリウムが血液中に漏れ出し、カリウム値が上昇します。

●イオンの入れ替わりによって、カリウムが高くなる

アシドーシス（血液中の水素イオンが増え、酸性に傾く状態）

細胞内のカリウムイオンが血液中の水素イオンと入れ替わり、血液中のカリウムが増えると考えられています。

カリウムが低いときに考えられる状態

●カリウムが体外に流出し、血液中から喪失する
嘔吐、下痢など
　体液が体外へ流出するとともに、カリウムも流出します。その結果、カリウム値が低下します。

●イオンの入れ替わりによって、カリウムが低くなる
アルカローシス（血液がアルカリ性に傾く状態）
　上記のアシドーシスとは逆に、カリウムが細胞内に移行するため、カリウム値が低下します。

カリウムを上昇させる薬

●ジギタリス製剤（商品名：ジゴシンなど）
　心筋細胞膜のNa^+-K^+-ATPaseを阻害し、心筋の収縮力を増加させる薬です。Na^+-K^+-ATPaseは心筋細胞内にK^+を取り込み、細胞外にNa^+を汲み出す役割を持っています。この働きを抑えるため、心筋細胞内にK^+が取り込まれず、血清中のK^+の濃度が上がります。

●β遮断薬
　交感神経の$β_2$受容体を刺激するとNa^+-K^+-ATPaseが活性化され、K^+は心筋細胞の中に取り込まれ、Na^+は細胞外に汲み出されます。一方、β遮断薬により$β_2$受容体がブロックされると、K^+が細胞内に取り込まれにくくなるため、カリウム値が上昇します。

●レニン-アンギオテンシン-アルドステロン系（RAAS）に作用する薬
・アンギオテンシ変換酵素（ACE）阻害剤（商品名：タナトリルなど）
・アンギオテンシンⅡ受容体拮抗薬（ARB）（商品名：ロサルタンなど）
・スピロノラクトン（商品名：アルダクトンA）

カリウムを低下させる薬

●ループ利尿薬（商品名：ラシックスなど）
　尿細管のヘンレループ上行脚では、Na^+-K^+-Cl^-共輸送系により、Na^+およびK^+が再吸収されます。ループ利尿薬は、Na^+-K^+-Cl^-共輸送系の働きを抑え、Na^+およびK^+の排泄を促すため、カリウム値が低下します。

●チアジド系利尿薬（商品名：フルイトランなど）
　遠位尿細管のNa^+/Cl^-共輸送系を阻害することで、Na^+の排出が促進されます。Na^+が尿細管内に溜まると、Na^+/K^+交換系が働き、Na^+は再吸収されて、K^+が排泄されます。これによりカリウム値が低くなると考えられています。

●インスリン製剤
　インスリンには、「カリウムの細胞内への取り込み」を促す作用があります。カリウムが細胞内に移行するため、カリウム値が低下します。

●炭酸水素ナトリウム
　アシドーシス（血液が酸性に傾く状態）の対症療法として用いられます。アシドーシスでは、カリウム値が高くなりますが、アシドーシスを是正することで、カリウムが細胞内に取り込まれます。

●甘草(かんぞう)（ほとんどの漢方薬に含まれる生薬）
　甘草にはグリチルリチン酸が多く含まれています。グリチルリチン酸は、「コルチゾールを代謝する酵素の働き」を阻害して、炎症を抑えます。コルチゾールはアルドステロンと同様に、腎尿細管においてNa^-の再吸収およびK^+の尿中への排泄を促します。つまり、甘草によってK^+の尿中への排泄が促され、カリウムは低下します。

　甘草を含む漢方薬の副作用で注意しなければならないのが、「偽アルドステロン症」です。アルドステロンが副腎皮質から過剰に分泌されていないにもかかわらず、アルドステロンが過剰となった時の症状を示すことからこのような名前が付けられています。偽アルドステロン症の症状として、むくみ、血圧上昇、体重増加に加え、低カリウム血症が起こるため注意が必要です。

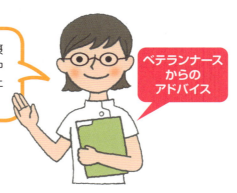

果物、生野菜など、食事からのカリウム摂取に注意しましょう。また、漢方薬服用中は、低カリウム血症（急なむくみ、血圧上昇、体重増加など）に注意しましょう。

ベテランナースからのアドバイス

●参考
　カリウム値の異常により様々な症状が起こります。カリウムは心筋を正常に動かすという重要な役割を担っており、カリウム値の異常は生命に関わることもあるため、値の変化には注意が必要です。以下に、低カリウム血症および高カリウム血症の症状について紹介します。

電解質異常	血清カリウム値	症状
高カリウム血症	5.5mEq/L以上	四肢のしびれ、不整脈、頻脈、筋力低下、悪心嘔吐、重度では致死的不整脈
低カリウム血症	3.6mEq/L未満	脱力感、筋力低下、悪心嘔吐、便秘、多尿、多飲、重度になると四肢麻痺、呼吸筋麻痺、不整脈、腸閉塞

カルシウム
(Ca：calcium)

基準値：8.8～10.1 mg/dL

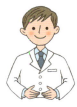
一般的に、**ミネラル**として知られており、骨や歯の材料となります。生体内のカルシウムの99％はリン酸と結合し、**リン酸カルシウム塩**として骨や歯に貯蔵されています。残りの1％のカルシウムは血液中や細胞内に存在しています。カルシウムは、骨や歯の形成の他にも、神経や筋肉の活動の調節や、血液凝固反応に関わります。

✚ カルシウムのポイント

血液中のカルシウムのうち約半分はアルブミンと結合しており、残り半分はアルブミンと結合していないイオン化カルシウムの形で存在します。カルシウム値はアルブミンに結合したカルシウムとイオン化カルシウムを合算した値です。

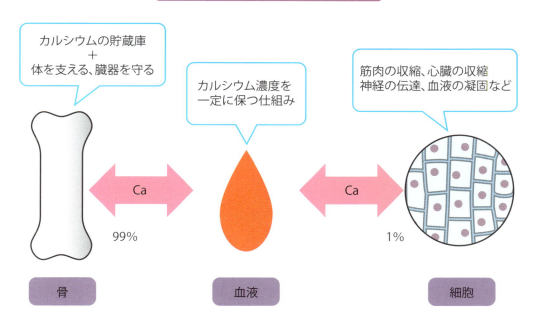

カルシウムの役割

アルブミンが低下すると、アルブミンに結合したカルシウムが少なくなり、カルシウム値は低下します。しかし、生体内の反応に関わるのはイオン化カルシウムであるため、イオン化カルシウムの濃度に変化がなければ生体への影響は問題となりません。
　アルブミンが4 g/dL以下と低い場合、カルシウムの生理的な働きをより細かく知るためには、カルシウム値を以下の式で補正する必要があります。

> 補正血中カルシウム値（mg/dL）
> 　＝実測血中カルシウム値（mg/dL）＋ 4 － 血清アルブミン値（g/dL）

●カルシウム値に影響を与える因子
　血液中のカルシウム値は、ビタミンDや副甲状腺ホルモン（パラトルモン）の影響を受けます。ビタミンDは腎臓で活性化され、消化管からのカルシウムの吸収を促します。副甲状腺ホルモンは、骨からカルシウムを溶かし出す働き（骨吸収）、腎臓におけるカルシウムの再吸収、ビタミンDの活性化を促す作用を持ち、カルシウム値を上昇させます。

●高カルシウム血症と低カルシウム血症
　カルシウム値が12 mg/dL以上で高カルシウム血症となります。高カルシウム血症では、体のだるさや食欲低下の症状が現れます。さらに高値になると、筋力低下、口の渇き、多尿、悪心、嘔吐の症状とともに、強い眠気、めまいなどの精神症状も出現します。
　カルシウム値が8.8 mg/dLを下回ると低カルシウム血症となります。感覚の異常や手足のしびれ、重度の場合はけいれんや心不全を引き起こします。

カルシウムが高いときに考えられる状態

●悪性腫瘍の骨転移
　がん細胞が骨に侵入して増殖することで、骨組織を圧迫します。骨の破壊が進み、骨中のカルシウムが血中に溶け出します。

●副甲状腺機能亢進症
　副甲状腺ホルモンの分泌が異常に増え、過剰に働くため、カルシウムが高値となります。

●ビタミンD中毒
　ビタミンDの過剰摂取により、小腸からのカルシウムの吸収が過剰となるため、カルシウムが高値となります。

カルシウムが低いときに考えられる状態

●副甲状腺機能低下症
　副甲状腺ホルモンの分泌が低下し、十分に働かないため、カルシウム値が低下します。

●ビタミンD欠乏症（くる病）
　ビタミンDの欠乏や代謝異常があると、小腸からカルシウムが吸収されなくなります。

●慢性腎不全
　腎臓でのカルシウムの再吸収が減少するとともに、ビタミンDを活性化できなくなるため、カルシウムの吸収が低下します。

●カルシウム摂取不足
　カルシウムは成人では1日に800mg程度摂取することが目安とされていますが、摂取不足により、カルシウムが低値となります。

カルシウムを上昇させる薬

●チアジド系利尿薬
　遠位尿細管では、Na^+-Ca^{2+}交換系によりナトリウムが血液中に取り込まれ、カルシウムは尿中に排泄されます。チアジド系利尿薬は、Na^+-Ca^{2+}交換系を阻害し、ナトリウム（Na^+）を排泄するように、カルシウム（Ca^{2+}）を排泄させないようにします。

●活性化ビタミンD_3製剤
　消化管において、カルシウムの吸収を促し、カルシウム値を上昇させます。

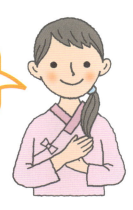

カルシウム値は高すぎてもいけないのですね。薬も飲み、牛乳も大量に飲んでいましたが、気をつけたいと思います。

無機リン
(P：inorganic phosphate)

> 基準値：2.7～4.6 mg/dL

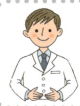

骨や細胞の材料となるミネラルです。生体内のリンの大部分がリン酸カルシウム塩として骨や歯に存在します。リンは、炭素（C）との結合を持つ**有機リン**と炭素結合を持たない**無機リン**に区別されます。このうち、無機リンが血液検査において測定の対象です。

リンのポイント

生体内において、リンはカルシウムの濃度調節、エネルギー代謝、酸性とアルカリ性のバランス（酸-塩基平衡）の調節に関与しています。

無機リンは生体内における作用とは直接関係しませんが、測定することで内分泌や骨の代謝異常を判断する目安となります。

活性型ビタミンDや成長ホルモンは、消化管における「リンの吸収」を促進します。また、ビタミンDは骨を溶かして血液に戻す「骨吸収」を促す作用もあり、骨中のリンが血液中に溶け出します。副甲状腺ホルモンは尿細管からのリンの再吸収を抑えて、尿中への排泄を促します

リンが高いときに考えられる状態

●ビタミンDの過剰摂取
小腸におけるリンの吸収が促されます。さらに、骨吸収が促されるため、リン値が高くなります。

●腎不全
腎臓の機能低下により、リンは尿中への排泄されにくくなるため、数値が上昇します。

●甲状腺機能亢進症
尿細管において、リンの再吸収が促されるため、数値は上昇します。

●副甲状腺機能低下症
副甲状腺ホルモンの分泌が低下すると、尿細管における「リンの再吸収」が促されます。その結果、リンは尿中へ排泄されにくくなり、数値が上昇します。

リンが低いときに考えられる状態

●ビタミンD欠乏症（くる病）
　ビタミンDの欠乏や代謝異常が起こる病気です。ビタミンDが働かず、リンの「消化管からの吸収」と「骨吸収」が抑えられるため、数値は低下します。

●副甲状腺機能亢進症
　副甲状腺ホルモンの分泌が亢進すると、尿細管でのリンの再吸収が抑えられます。さらに、尿中への排泄が促されるため、リンの数値が低下します。

リンを上昇させる薬

●リン製剤（商品名：リン酸Na補正液0.5 mmol/L）
　体液の電解質のバランスを補正する目的で、静脈内に点滴されます。急速な投与により、リン値が5mg/dLを超える「高リン血症」を引き起こします。骨がもろくなる場合もあります。

リンを低下させる薬

●リン吸着剤（商品名：レナジェル）
　腎臓の機能が低下すると、老廃物が尿中に排泄できなくなるため、体内に蓄積します。老廃物が蓄積すると、体に害を与えます。そのため、腎不全の患者では、人工的に腎臓の機能を補い、老廃物を排泄する**透析**が必要となります。

　透析が必要な患者では、リンが尿中に排泄できないため、高リン血症を起こしやすくなります。リン吸着剤は、血液中のリンを下げて、高リン血症を改善します。消化管内において、食品に含まれるリンを便へ排泄させ、体内への吸収も抑えます。

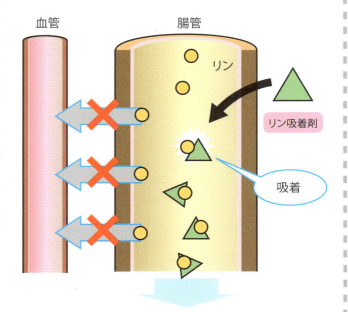

マグネシウム
(Mg：magnesium)

基準値：1.8〜2.7 mg/dL

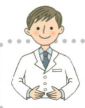

生体に必要なミネラルの一つです。体内のマグネシウムは骨や歯に60％程度、筋肉に20％程度、血液中に1％程度の割合で含まれています。

➕ マグネシウムのポイント

生体内において、マグネシウムは、酵素反応の活性化を補う**補酵素**（ほこうそ）の役割を持ちます。他にも、細胞内外のナトリウムとカリウムの濃度調節する働きや、神経組織に作用して神経伝達物質のアセチルコリンの働きを抑える役割を持ちます。

マグネシウムの体内分布

骨 60%	筋肉 20%	その他の軟部組織（※）20%	血清 1%以下

（※）主に内臓、脳、神経組織

➕ マグネシウムが高いときに考えられる状態

●腎不全
腎機能が低下すると、マグネシウムが尿中に排泄されにくくなり、血液中に蓄積します。

●アジソン病
副腎皮質ホルモン（アルドステロン、グルココルチコイド）の分泌が低下する病気です。マグネシウムの尿中への排泄が抑えられるため、マグネシウム値を上昇させるとの報告があります。

マグネシウムが低いときに考えられる状態

●下痢
便中にマグネシウムが排泄されるため、重症の場合はマグネシウムが低下することがあります。

●アルドステロン症
アルドステロンが過剰に分泌される病気です。アルドステロンの働きにより、マグネシウムの尿中への排泄が促されるため、マグネシウム値が低下します。

●吸収障害
小腸切除や、マグネシウムの摂取が不足すると、消化管からの吸収が低下し、マグネシウムが低下します。

マグネシウムを上昇させる薬

●酸化マグネシウム（商品名：マグミット）
便秘の治療薬として頻繁に用いられます。長期間服用するとマグネシウムが血液中に蓄積することがあります。特に高齢者や腎機能が低下した患者では、マグネシウムの蓄積が原因で、体のだるさ、筋力の低下、悪心、嘔吐などの症状が現れる**高マグネシウム血症**に注意が必要です。

●その他
スピロノラクトン（商品名：アルダクトン）などのカリウム保持性利尿薬や、活性型ビタミンD_3製剤を服用すると、高値になることがあります。

マグネシウムを低下させる薬

●ループ利尿薬
尿細管において、マグネシウムの血液中への取り込み（再吸収）を抑制し、尿中排泄を促すため、低値となります。

●尿細管を障害する薬（代表的なもの）
・ゲンタマイシン（商品名：ゲンタシン）：アミノグリコシド系抗菌薬
・アムホテリシンB（商品名：ファンギゾン）：抗真菌薬
・シスプラチン（商品名：ランダ）：抗がん剤

上記の薬により、尿細管が障害される恐れがあります。尿細管の障害は、マグネシウムの再吸収を抑え、尿中へ排泄を促します。この結果、マグネシウム値は低下します。

鉄 (Fe：iron)

基準値：40〜188 μg/dL

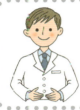
赤血球の色素成分である**ヘモグロビン**をつくるために必要なミネラルです。生体内の鉄の約3分の2はヘモグロビンをつくるための材料として用いられます。約3分の1はフェリチンと呼ばれるタンパク質に結合し、主に肝臓に貯蔵されています。残りのわずか0.1%が、血液検査の対象となる**血清鉄**です。

鉄のポイント

血清鉄は**トランスフェリン**と呼ばれるタンパク質と結合し、血液中を移動します。血清鉄の測定により、貧血の種類を把握することができます。一般的に女性は月経があるため、鉄の貯蔵量が減少しやすく、男性に比べて貧血の頻度が高くなります。

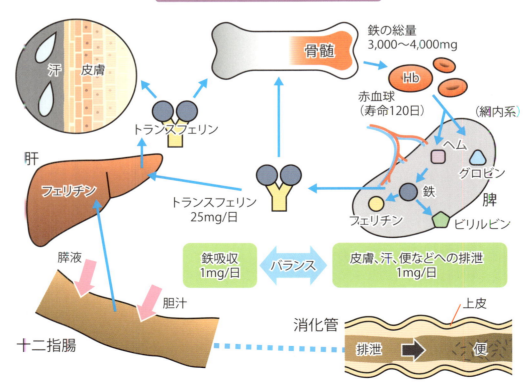

体内の鉄動態と出納

鉄が高いときに考えられる状態

●再生不良性貧血
骨髄の働きが抑えられ、造血障害が起こる貧血です。赤血球の産生が障害されるため、ヘモグロビンがつくられにくくなります。材料となる鉄が消費されず、過剰になるため、血清鉄は上昇します。

●鉄芽球性貧血
赤血球をつくり出す際の「鉄を利用する過程」に異常があると発症します。鉄を十分に利用できず、過剰になるため、血清鉄は上昇します。

●肝硬変
肝臓の細胞が破壊されると、貯蔵されていた鉄が血液中に漏れ出し、血清鉄は上昇します。

●その他
巨赤芽球性貧血、溶血性貧血、ヘモクロマトーシス（先天的な鉄代謝異常）で高値を示します。

鉄が低いときに考えられる状態

●鉄が不足する状態

・鉄の供給不足
食事からの摂取不足（偏食やダイエットなど）や消化管からの吸収障害があると、血清鉄は低値を示します。

・鉄の需要増大
妊娠時や成長期には、鉄をより多くの鉄が必要となります。摂取量が、必要量に追いつかないため、不足しやすくなります。血清鉄は低値を示します。

・鉄の喪失増大
臓器からの慢性的な出血、月経過多があると、血液とともに鉄が体外に流出します。血清鉄は低値を示します。

●鉄欠乏性貧血
鉄が不足すると、ヘモグロビンが合成できず、鉄欠乏性貧血が起こります。血清鉄は低値を示します。

●真性多血症
赤血球の産生が異常に増加する病気です。材料である鉄を利用する量が増加するため、血清鉄が低下します。

●悪性腫瘍、慢性炎症、関節リウマチ
慢性的な炎症では、白血球からサイトカインと呼ばれる物質が放出され、鉄の貯蔵が促されます。本来、利用される鉄が過剰に貯蔵されるため、血清鉄は低下します。

鉄を上昇させる薬

●鉄剤（商品名：フェロミア、フェルムなど）
鉄欠乏性貧血の治療に用いられます。不足している鉄を薬で補うことで、鉄の値を上昇させます。

●抗がん剤
骨髄の機能を抑制させるため、赤血球の産生が低下します。材料となる鉄が消費されず過剰になるため、血清鉄は高値を示します。

●クロラムフェニコール
再生不良性貧血を引き起こす恐れがあります。骨髄の働きが抑えられ、赤血球の産生が障害されるため、ヘモグロビンがつくられにくくなります。材料となる鉄が消費されず、過剰になるため血清鉄は上昇します。

鉄はフェリチンのかたちで肝臓に貯められます。血清鉄の値が良くなったからといってすぐに鉄剤をやめてはいけません。

先輩ナースからのアドバイス

column
ヘム鉄と非ヘム鉄

食品から摂ることのできる鉄には**ヘム鉄**と**非ヘム鉄**があります。

ヘム鉄は、**ポルフィリン**と呼ばれる輪のような形の化合物の中に鉄が入り込んで結合したもので、ヘモグロビンの材料となります。ヘム鉄は主に肉や魚など動物性の食品に含まれています。ヘム鉄ではない鉄は非ヘム鉄と呼ばれ、野菜や海藻など植物性の食品に含まれます。

非ヘム鉄よりもヘム鉄の方が5〜6倍程度、吸収が良いといわれます。非ヘム鉄は、食物繊維や緑茶などに含まれるタンニンに結合し、排泄されるため、吸収が妨げられます。一方、ヘム鉄はポルフィリン環によって守られているので、吸収が妨げられにくいと考えられています。

このような理由から、鉄欠乏性貧血の予防には、動物性の食品を積極的に摂ることがすすめられます。

尿検査

腎臓との関係だけでなく、
肝臓、感染、糖尿病、薬など、
尿検査の重要性を紹介します。

尿検査ってなに？

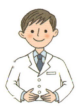
尿検査とは、検査の対象となる人から採取した尿の状態を調べる検査です。体に何らかの異常をきたすと、尿は異なる性質に変化する場合があります。例として、糖尿病患者の尿では、本来、尿中には含まれないグルコースが尿中に含まれます。このように、尿検査により尿の性質を把握することで、体の異常を予測することができます。

➕ 尿のつくられ方

　腎臓に流れ込んだ血液は、糸球体を通過します。糸球体は血液中に含まれる様々な成分を大きさによってふるい分けるろ過装置として機能します。通常、アルブミンなど分子量の大きいタンパク質、赤血球、白血球はろ過されません。

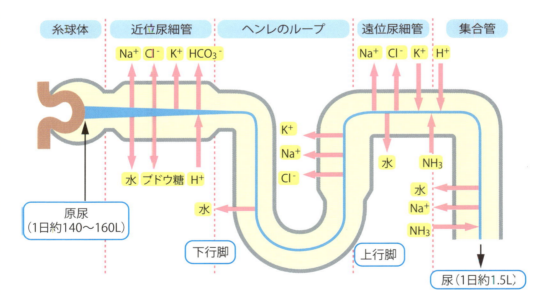

　糸球体でろ過された血液は原尿と呼ばれます。原尿は近位尿細管、ヘンレのループ、遠位尿細管、集合体の順に通過します。この流れの中で、体にとって必要な成分は血液中に再吸収され、残りの不要なものが尿として排泄されます。主にブドウ糖（グルコース）やアミノ酸、ナトリウムやカリウムのようなミネラル、水分などが再吸収されます。
　グルコースは、健康な状態ではすべて再吸収されるため尿中に排泄されることはありません。ここで生成された尿は、尿管を通り、膀胱に蓄えられ、最後は尿道を通って体外に排泄されます。

尿量
(urine volume)

基準値：1000〜1500mL

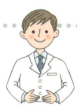

尿量とは、1日のうちに排泄される尿の量です。尿量の異常は、水分摂取の過不足、水分の体外への喪失、尿の排泄機能の異常、腎機能の低下などにより起こります。

✚ 尿量が多い場合（多尿：1日2500mL以上）

●多飲

多飲とは、水分を過剰に摂取することです。水分の過剰摂取があっても、体は血液の濃さやpHのバランスを崩さないように、尿の量を増やし水分を排泄します。

●尿崩症（にょうほうしょう）

抗利尿ホルモン（バソプレシン）が腎臓に作用すると、集合管において水分の再吸収が促され、尿が濃縮されます。尿崩症は、抗利尿ホルモンの合成低下や作用の障害が起きる病気です。尿が再吸収されにくくなり、尿量が増えます。

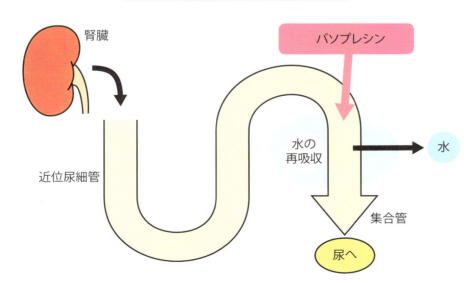

バソプレシンの役割

●糖尿病

　糖尿病では尿細管に送り出されるグルコースが多く、すべてを再吸収できません。再吸収されないグルコースは尿細管内の濃度（浸透圧）を上昇させます。なお、水分は「濃度の低い方」から「濃度の高い方」へ移動する性質があります。その後、血液と尿細管の浸透圧を等張にするため、水分は尿細管内に移動します。これにより、尿量が増えます。このように、尿細管内の浸透圧が上昇し、尿量が増えることを**浸透圧利尿**と呼びます。

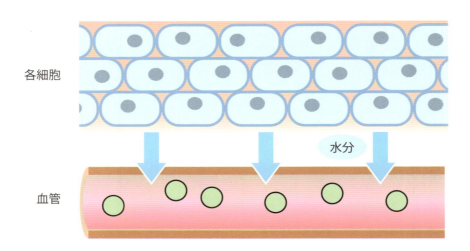

浸透圧による水分の移動

各細胞

水分

血管

浸透圧利尿

●慢性腎不全の初期

　慢性腎不全の初期には、尿細管から水やナトリウムなどの電解質を再吸収する能力が低下します。水分の排泄量が増加するため、尿量が増えます。

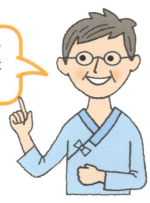

利尿剤を飲んだら血圧が下がってフラフラしました。こけたりしないように注意が必要なのですね。

尿量が少ない場合（乏尿：1日400mL以下）

●腎前性乏尿
体液の喪失や水分の摂取不足により、腎臓に流れ込む血液が少なくなる状態です。出血、熱傷、脱水を起こす疾患などが原因となります。腎臓でろ過される水分量が減るため、尿量が減ります。

●腎性乏尿
腎障害により糸球体が壊死し、尿をつくり出せない状態になります。急性および慢性腎不全を引き起こす疾患などが原因となります。尿がつくり出せないため、尿量が減ります。

●腎後性乏尿
尿管、膀胱、尿道（腎臓よりも下の尿の通り道）のいずれかが塞がるまたは詰まることで、尿が出にくくなる状態です。尿管のがん、尿管結石、前立腺肥大などの疾患が原因となります。

尿量を増やす薬

●利尿剤
浮腫みの症状を改善させる目的で用いられます。尿量を増やして、体内に貯留した水分を排泄させる作用を持ちます。体液量が減少するため、血圧が低下することがあります。

●炭酸リチウム（商品名：リーマス）
腎臓において、抗利尿ホルモン（バソプレシン）の働きを阻害し、腎性尿崩症を引き起こすと考えられています。バソプレシンの働きが低下すると、水分の再吸収が低下し、尿量が多くなります。

尿量を減らす薬

●腎障害を引き起こす薬
腎臓に障害があると、尿を十分につくり出せなくなります。その結果、尿量が減ります。

尿比重
(specific gravity of urine)

基準値：1.010〜1.025

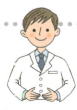
尿比重とは、尿中の「水分」と「固形成分（水分以外の物質）」の割合です。尿中には水分の他に、グルコースやタンパク質などの固形成分が含まれています。尿比重から、腎臓の機能に異常がないか調べることができます。

尿比重が高いときに考えられる状態

● **糖尿病**
尿中にグルコースが多く含まれるため、比重が高くなります。

● **ネフローゼ症候群**
尿中にタンパク質が漏れ出す状態です。漏れ出すタンパク質が多いほど比重は高くなります。

● **脱水症（発熱、下痢、嘔吐など）**
体液が失われるため、尿量が減ります。尿が濃縮されて比重は高くなります。

尿比重が低いときに考えられる状態

● **尿崩症、多飲**
尿中の水分量が増え、固形成分の量は変わりません。尿中の固形成分は薄まり、比重が低下します。

尿比重を低下させる薬

● **利尿剤**
尿中の水分の割合が増えるため、尿中の固形成分が薄まり、比重が低下します。

● **炭酸リチウム（商品名：リーマス）**
腎性尿崩症を引き起こす恐れがあります。尿中の水分の割合が増加し、比重が低下します。

尿pH
(pH of urine)

基準値：4.5〜7.4

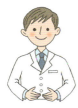
尿の水素イオン濃度（pH）です。酸性-アルカリ性のバランスの状態を判断することができます。健康な状態では、尿は弱酸性を示します。尿を室温で放置すると、細菌が繁殖してアンモニアを生じさせます。アンモニアにより尿がアルカリ性に傾くことがあるので、採尿後の速やかに検査することが大事です。

✚ アルカリ尿（尿pH 7.4以上）で考えられる状態

●アルカローシス
血液がアルカリ性に傾いた状態です。血液の状態を反映し、尿もアルカリ性になります。

●尿路感染症
尿路感染症は、尿中に細菌が入り込んだ状態です。細菌により尿中に含まれる尿素が分解され、アンモニアが生じます。アンモニアは水に溶けるとアルカリ性を示すため、尿路感染症ではアルカリ尿となることがあります。

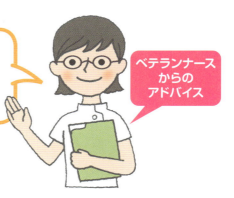

タンパク質や脂肪の多い食事に偏ると、尿が酸性に傾き、尿路結石ができやすくなります。予防のために、海藻や野菜を多く摂るなど食事のバランスに注意しましょう。

ベテランナースからのアドバイス

酸性尿（尿pH 4.5以下）で考えられる状態

●アシドーシス
血液が酸性に傾いた状態です。血液の状態を反映し、尿が酸性になります。

●高尿酸血症（痛風）
血液中の尿酸値が高い状態だと、尿酸の結晶が関節などに炎症を起こします。尿酸は水に溶けて酸性を示します。高尿酸血症では、多くの尿酸が尿中に排泄されるため、尿が酸性になります。

●運動後
運動など筋肉を使用すると、乳酸が産生されます。乳酸は水に溶けて酸性を示します。運動後、乳酸が尿中に排泄されるため、尿が酸性になります。

●その他
発熱、下痢、糖尿病でも尿が酸性になります。

尿をアルカリ性にする薬

●クエン酸カリウム・クエン酸ナトリウム配合製剤（商品名：ウラリット）
尿をアルカリ性にする作用を持ちます。痛風による酸性尿の改善に用いられます。

●アセタゾラミド（商品名：ダイアモックス）
炭酸脱水酵素を阻害することで、H^+の産生を抑制します。尿中にH^+が排泄されにくくなるため、尿はアルカリ性になります。

尿を酸性にする薬

●アスコルビン酸（ビタミンC）含有製剤（商品名：シナール）
アスコルビン酸は水に溶けて酸性を示します。アスコルビン酸が尿中に排泄されるため、尿が酸性となります。

●アスピリン（商品名：バイアスピリン）
アスピリンは水に溶けて酸性を示します。アスピリンが尿中に排泄され、尿が酸性となります。

尿タンパク (urinary protein)

基準値：150 mg/day以下（比濁法・比色法）
陰性（−）または偽陽性（±）（試験紙法）

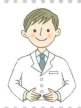
尿タンパクとは、尿中に排泄されるタンパク質を示します。通常、分子量の大きなタンパク質（アルブミンなど）は尿中に排泄されません。しかし、タンパク質の過剰な生成、腎機能の障害などによりタンパク質が尿中に含まれるようになります。

尿タンパクが高いときに考えられる状態

●タンパク質が過剰につくられると、尿中への排泄量が増える
- 急性感染症　　：「アルブミン」「α1-糖タンパク」が尿中に増加します。
- 溶血性貧血　　：赤血球の色素成分の「ヘモグロビン」が尿中に増加します。
- 骨格筋の障害　：筋肉中に多く含まれる「ミオグロビン」が尿中に増加します。
- 多発性骨髄腫　：「ベンスジョーンズタンパク」と呼ばれる特異なタンパク質が尿中に現れます。

●腎臓の障害があると、タンパク質が尿中に漏れ出す
- 急性尿細管壊死、ネフローゼ症候群
  「アルブミン」、「α1-糖タンパク」が尿中に漏れ出します。
- 糸球体腎炎、ネフローゼ症候群、糖尿病腎障害
  「β2-ミクログロブリン」「α1-ミクログロブリン」が尿中に増加します。

●尿の通り道からタンパク質が漏れ出すと、尿中に排泄される
尿管、膀胱、前立腺、尿道は、尿の通り道として腎臓より下流にあります。この部位において、炎症や結石、がんが出現すると、タンパク質が漏れ出し、尿中に混じります。

尿タンパクを上昇させる薬

●腎障害を起こす恐れのある薬（代表的なもの）
- アミノグリコシド系抗菌薬（商品名：ゲンタシン）
- 非ステロイド性抗炎症薬（商品名：ロキソニン）

腎臓の機能が障害され、尿中にタンパク質が漏れ出します。

尿糖
(urine sugar)

基準値：陰性（−）（試験紙法）

尿中に含まれるブドウ糖（グルコース）を**尿糖**（にょうとう）と呼びます。グルコースは体内のエネルギー源として重要です。健康な状態では、糸球体からろ過されたグルコースは尿細管から再吸収されるため、尿中に含まれることはほぼありません。

尿糖のポイント

尿細管から再吸収できるグルコースの量には限りがあります。糸球体を通過したグルコースの量が過剰になると再吸収しきれず、尿中に排泄されます。

糖排泄閾値を超えると、尿糖が増える

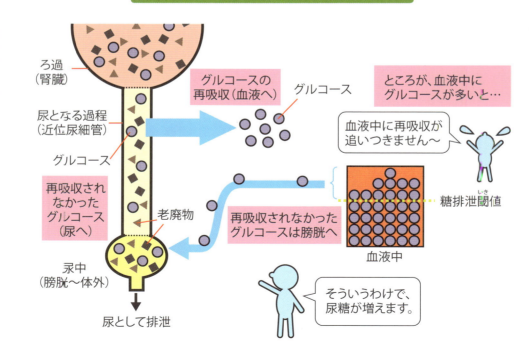

尿糖が陽性のときに考えられる状態

● **糸球体を通過するグルコースが過剰だと再吸収しきれず尿中に排泄される**

糖尿病、アルドステロン症、甲状腺機能亢進症(こうしんしょう)、クッシング症候群、妊娠

上記の状態では、血糖値が上昇するため、糸球体を通過するグルコースが増加します。

● **尿細管におけるグルコースの再吸収量が低下すると尿中に排泄される**

腎炎、ネフローゼ症候群、重金属中毒

上記の状態では、尿細管に障害をきたすため、グルコースを再吸収する能力が低下します。

腎性糖尿

血糖値は正常だが、グルコースの再吸収過程(腎臓)に何らかの異常があり、糖が尿中に漏れ出す病気です。

尿糖を陽性にさせる薬

● **血糖値を上昇させる恐れのある薬(代表的なもの)**

・副腎皮質ホルモン製剤(ステロイド製剤)
・抗精神病薬(商品名:セロクエル)

上記の薬は、血糖値を増加させる恐れがあります。糸球体を通過するグルコースが増加するため、再吸収しきれずに、尿中に排泄されます。

尿糖が陽性だからといって、必ずしも糖尿病ではないことがわかりました。血糖値が正常の場合は、腎臓の働きにも注目することが大切です。

新人ナースからのアドバイス

尿潜血
(occult blooding urine)

基準値：陰性（−）（試験紙法）

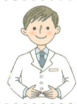

血液が尿に入り込んでいないか判定する検査です。健康な状態では、血液が尿に混入することはありません。尿の通り道（腎臓から尿道口まで）において、組織の炎症、結石、腫瘍などがあると、血液が尿に混入します。尿中に赤血球が含まれる状態を**血尿**と呼びます。

尿潜血のポイント

潜血反応が陽性になるが、尿中に赤血球を含まない状態があります。溶血などが原因で、赤血球の色素成分であるヘモグロビンが混じる尿を**ヘモグロビン尿**と呼びます。

筋肉の炎症などにより、筋肉中の色素であるミオグロビンが混じる尿を**ミオグロビン尿**と呼びます。ヘモグロビン尿、ミオグロビン尿においても潜血反応が陽性となります。

尿潜血が陽性のときに考えられる状態

●出血があると、潜血が陽性となる
腎炎、腎盂炎、膀胱炎、尿道炎、腎がん、膀胱がん、尿路結石、生器出血の混入

尿路の炎症や、がん、結石がある場合、尿路からの出血が起こります。尿に混ざることで潜血反応が陽性となります。

●ヘモグロビン尿があり、潜血は陽性となる
溶血性貧血、蛇毒、マラリア、不適合輸血

主に赤血球の破壊（溶血）が原因でヘモグロビン尿が見られます。溶血が起こると、赤血球の色素成分であるヘモグロビンが尿中に漏れ出します。

●ミオグロビン尿があり、潜血は陽性となる
横紋筋融解症、重症の打ち身など、主に筋肉の損傷があると、ミオグロビン尿が見られます。筋肉が障害されるとミオグロビンが漏れ出し、尿中に漏れ出します。

尿潜血を陽性にさせる薬

●溶血性貧血を起こす恐れのある薬（詳細は赤血球の項目を参照）
・抗菌薬：ペニシリン系、セファロスポリン系、テトラサイクリン
・メチルドパ（商品名：アルドメット）
・オメプラゾール（商品名：オメプラール）
・リファンピシン（商品名：リファジン）

溶血性貧血を起こし、ヘモグロビン尿が見られるため、尿潜血が陽性になります。

●横紋筋融解症を起こす恐れのある薬（代表的なもの）
・HMG-CoA還元酵素阻害薬（スタチン系）（商品名：リピトール）
・フィブラート系高脂血症治療薬（商品名：ベザトール）
・ニューキノロン系抗菌薬（商品名：クラビット）

横紋筋融解症により筋肉が障害されると、ミオグロビン尿が見られます。そのため、尿潜血が陽性になります。

ビタミンCは尿検査に影響を与える

ビタミンCは**アスコルビン酸**とも呼ばれ、果物などの食品だけではなく、清涼飲料水や医薬品、サプリメントなど、幅広く含まれています。

尿検査の項目のうち「尿糖」、「尿潜血」は、酸化反応による尿試験紙の色の変化により判定します。

しかし、ビタミンCは強い還元作用（酸化と逆向きの作用）を持つため、尿中にビタミンCが多く含まれると尿試験紙が反応しなくなり、偽陰性（実際には陽性の反応にもかかわらず、何らかの原因で陰性を示す）を示すことがあります。他にも、ビリルビン、亜硝酸塩の検査でもビタミンCで偽陰性を示します。

ビタミンCを1000mg服用すると、24時間後でも排泄が続いているという報告があります。ビタミンCを多量に摂ることは尿検査に影響を与える可能性があります。

ふだんの食事や清涼飲料水を取るだけでは尿検査に影響は少ないと考えられます。しかし、ビタミンC製剤（シナールなど）やビタミンCを含むサプリメントは、尿検査の2、3日前から服用を中止することが望まれます。

尿中ケトン体
(urine ketone bodies)

基準値：陰性（－）

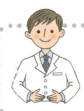
生体内でエネルギーをつくる際、脂肪酸が分解すると、アセト酢酸、β-ヒドロキシ酪酸、アセトンがつくられます。これらをまとめて**ケトン体**と呼びます。

➕ 尿中ケトン体のポイント

　糖尿病などによりグルコースがエネルギー源としてうまく利用できない場合や、グルコースを体に十分補給できない飢餓状態では、グルコースの代わりに脂肪酸が分解されてエネルギーを補います。
　血液中に蓄積したケトン体は水と二酸化炭素に変換されますが、一部は尿中に排泄されるため、尿中ケトン体が陽性（＋）となります。

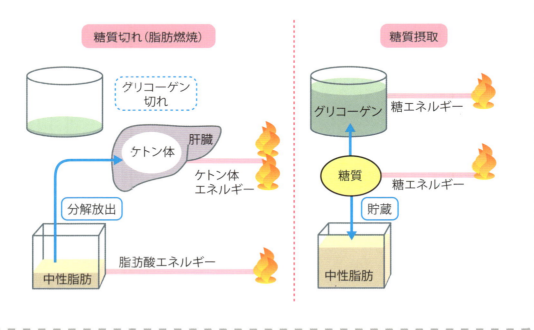

尿中ケトン体が陽性（＋）のときに考えられる状態

●糖尿病
　糖尿病は、糖質をエネルギーとして正常に利用できない状態です。糖の代わりに脂肪酸がエネルギーとして利用されます。そのため、尿中ケトン体が増加します。

●飢餓状態
　飢餓状態では、グルコースを体に十分補給できず、エネルギーとして利用できません。エネルギー源として脂肪酸が分解されるため、ケトン体が増加し、尿中に排泄されます。

●消化吸収障害、嘔吐、下痢、妊娠悪阻
　グルコースの吸収が十分でなく、グルコースの代わりに脂肪酸がエネルギーとして利用されます。そのため、ケトン体が尿中に排泄されます。

●肥満、アルコール過剰摂取、過脂肪食
　ケトン体の材料となる脂質が過剰な状態です。絶食など無理のあるダイエットでも、グルコースの補給が不十分となり、脂肪酸が分解してケトン体が増加し尿中に排泄されます。

尿中ケトン体に影響を与える薬

●化学構造の中にSH基を持つ薬は、ケトン体があるように反応させる

・グルタチオン製剤（商品名：タチオン）：妊娠悪阻や薬物中毒の改善薬
・ブシラミン（商品名：リマチル）：抗リウマチ薬

　薬の構造の中に、SH基と呼ばれる構造が含まれると、ケトン体が含まれていないにもかかわらず、試験紙を誤って反応させる（偽陽性）ことがあります。なお、これらの薬は代表的なものです。

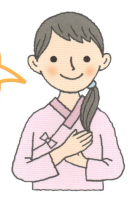

糖質制限のダイエットが流行っていますが、糖質も重要だとわかりました。

参考文献

● 『検査値×処方箋の読み方　よくあるケースに自信をもって疑義照会する！』

　　増田智先、渡邊裕之、金谷朗子／編、株式会社じほう、2016年9月刊

● 『臨床検査値ハンドブック—薬の影響を考える』

　　木村聡、三浦雅一／編、株式会社じほう、2012年6月刊

● 『新版 看護に役立つ検査事典』

　　野中廣志、照林社、2015年5月刊

● 『重篤副作用疾患別対応マニュアル』

　　独立行政法人医薬品医療機器総合機構ホームページ

● 『共用基準範囲』

　　特定非営利活動法人日本臨床検査標準協議会ホームページ

索引

●あ行

アイソザイム……………………………………… 52
悪性腫瘍………………………………… 61,75,113
悪性腫瘍の骨転移……………………………… 106
悪玉コレステロール…………………………… 12,86
アジソン病……………………… 58,91,99,102,110
アシドーシス……………………………… 102,122
アスコルビン酸………………………………… 127
アスコルビン酸含有製剤……………………… 122
アスパラギン酸アミノトランスフェラーゼ……… 66
アスピリン……………………………………… 122
アセタゾラミド………………………………… 122
アセトアミノフェン……………………………… 68
アミノグリコシド系抗菌薬…………… 65,111,123
アミラーゼ……………………………………… 56
アムホテリシンB……………………………… 111
アラニンアミノトランスフェラーゼ……………… 67
アルカリフォスファターゼ……………………… 50
アルカローシス…………………………… 103,121
アルコール飲料………………………………… 75
アルコール過剰摂取…………………………… 129
アルコール性肝炎……………………………… 72
アルドステロン症…………………………… 99,111
アルブミン…………………………………… 41,43,46
アンギオテンシ変換酵素阻害薬……………… 103
アンギオテンシンⅡ受容体拮抗薬…………… 103
医学的閾値……………………………………… 12
イコサペント酸エチル…………………………… 83
イソニアジド……………………………………… 68
一次性低コレステロール血症………………… 79
飲酒……………………………………………… 83
インスリノーマ…………………………………… 91
インスリン製剤……………………………… 93,104
うっ血性心不全………………………………… 58

疫学研究………………………………………… 12
液体成分………………………………………… 15
エゼチミブ……………………………………… 80
黄疸……………………………………………… 71
嘔吐………………………………………… 99,103
横紋筋融解症…………………………… 53,58,127

●か行

外傷………………………………………… 99,102
潰瘍性大腸炎…………………………………… 58
過脂肪食……………………………………… 129
下垂体機能不全…………………………… 58,102
活性化ビタミンD_3製剤……………………… 107
鎌状赤血球貧血………………………………… 95
カリウム………………………………………… 101
顆粒球コロニー形成刺激因子製剤……………… 21
カルシウム……………………………………… 105
カルシウム摂取不足…………………………… 107
肝がん……………………………………… 72,87,91
肝硬変…………………………… 34,72,87,91,99,113
肝疾患…………………………………………… 70
肝障害……………………………………… 53,68
桿状核球………………………………………… 18
間接ビリルビン………………………………… 71
関節リウマチ……………………………… 58,113
甘草…………………………………………… 104
肝不全…………………………………………… 61
飢餓……………………………………………… 75
飢餓状態……………………………………… 129
基準範囲………………………………………… 11
吸収障害……………………………………… 111
急性肝炎…………………………………… 72,91
急性感染症…………………………………… 123
急性尿細管壊死……………………………… 123

131

急性白血病	34
凝固因子	15
偽陽性	13
共用基準範囲	16
巨核球	31
巨赤芽球性貧血	26,34
筋ジストロフィー	58
筋肉疾患	55
クエン酸カリウム・クエン酸ナトリウム配合製剤	122
クッシング症候群	90,99
グラン	21
グリコーゲン	88
グリコヘモグロビンA1c	94
グルカゴノーマ	90
グルコース	88,124
くる病	107,109
クレアチニン	13
クレアチニンクリアランス	62
クレアチンキナーゼ	54
クローン病	58
グロブリン比	46
クロラムフェニコール	21,114
クロルプロマジン	70
経口糖尿病治療薬	93
経口避妊薬	70
劇症肝炎	87
下剤	111
血液凝固	32
血液尿素窒素	60,62,65
血色素	27
血漿	16
血小板	31,35
血小板減少性紫斑病	34
血清	15
血清クレアチニン	63,65
血清タンパク	41

血清鉄	112
血糖値	88
血尿	126
血餅	15
ケトアシドーシス	58,75
ケトン体	128
解熱鎮痛剤	68
下痢	99,103
検査値	13
検体検査	10
ゲンタマイシン	111
原発性アルドステロン症	90
原発性高コレステロール血症	79
原発性胆汁性胆管炎	58
抗うつ薬	100
好塩基球	19
高カリウム血症	104,106
高カロリー食	83
高カロリー輸液	92
抗がん剤	21,100,111,114
抗結核薬	68,68
高血糖状態	90
膠原病	58
好酸球	19
膠質浸透圧	44
講師防食	83
甲状腺機能亢進症	85,87 90,108
甲状腺機能低下症	87,99
抗真菌薬	111
抗精神病薬	70
高タンパク食	61
好中球	18
抗てんかん薬	70,100
高尿酸血症	122
高マグネシウム血症	111
抗利尿ホルモン不適合分泌症候群	99

高リン血症	109
骨格筋の障害	123
骨髄腫	75
コラーゲン	35

●さ行

採血	24
再生不良性貧血	26,34,113
細胞成分	15
殺菌作用	18
サプリメント	127
サラセミア	58,95
サルコイドーシス	96
酸化マグネシウム	111
ジアスターゼ	56
シェーグレン症候群	57
ジギタリス製剤	103
糸球体肝炎	123
ジグリセリド	81
シクロスポリン	65,70
自己抗体型	25
シスプラチン	65,111
脂肪肝	87
脂肪食	75
シメチジン	65
重金属	65
重金属中毒	125
消化管出血	61
消化吸収障害	129
小球性低色素貧血	73
ショック状態	61
腎炎	125
腎機能低下	75
心筋梗塞	14
腎結石	64
人工透析	65

腎後性乏尿	119
心疾患	55
腎障害	62,64
真性多血症	25,33,113
腎性糖尿	125
腎性乏尿	119
腎前性乏尿	119
腎臓の糸球体	61
浸透圧利尿	118
浸透圧利尿剤	100
心不全	99
腎不全	95,99,102,108,110
膵臓がん	72
膵臓疾患	57
推定糸球体濾過量	62
膵嚢胞	96
スタチン系	80
ステロイド製剤	21,92
ストレス多血症	25
スピロノラクトン	103
スルホニル尿素系	93
正食素性	29
生体外溶血	102
生体検査	10
生体内溶血	102
生理食塩水	100
赤色血栓	32
赤血球	22
赤血球恒数	27,29
全血	16
全身性エリテマトーデス	96
善玉コレステロール	12,84
先天性尿素サイクル酵素欠損症	96
前立腺がん	64
前立腺肥大	64
造影剤	65

造血薬	95
総コレステロール	12,78
総タンパク	40
総ビリルビン	71
続発性高コレステロール血症	79
速効型インスリン分泌促進薬	93

●た行

体質性黄疸	73
第二世代抗精神病薬	92
大量輸液	65
多飲	117,120
唾液疾患	57
多血症	28,75
脱水	64
脱水症	99,120
脱水症状	25,44
多発性骨髄腫	123
胆管がん	70,72
胆管狭窄	70
胆管結石	70,72
単球	19
炭酸水素ナトリウム	104
炭酸リチウム	119,120
胆汁うっ滞	70
胆石症	87
ダンピング症候群	90,91,96
チアジド系利尿薬	76,92,100,103,107
チアゾリジン系	93
中性脂肪	12,81
腸肝循環	71
腸閉塞	64,96
直接ビリルビン	71,73
痛風	75,122
低アルドステロン症	102
低カリウム血症	104,106

定型抗精神病薬	100
低血糖状態	90,95
低色素性	29
低たんぱく食	61
低プリン食	75
低ホスファターゼ血症	51
低β-リポタンパク血症	87
鉄	112
鉄芽球性貧血	26,113
鉄欠乏性貧血	113
鉄剤	114
伝染性単核症	96
糖新生	89
透析	109
糖尿病	75,95,99,118,120,129
糖尿病腎障害	123
トランスフェリン	112
トリグリセリド	81
貪食作用	18

●な行

ナトリウム	98
ニコチン酸	83
ニコチン酸誘導体	80
二次性多血症	25
二次性低コレステロール血症	79
乳酸脱水素酵素	52
尿pH	121
尿検査	116
尿酸	12,74
尿酸組成阻害薬	76
尿酸排泄促進薬	76
尿潜血	127
尿素サイクル	60
尿タンパク	123
尿中ケトン体	128

尿糖	124
尿比重	120
尿崩症	65,99,117,120
尿潜値	126
尿量	117
尿路	61
尿路感染症	121
尿路結石	64
妊娠	75
ネオーラル	49
ネフローゼ症候群	99,120,123,125
脳梗塞	14
脳神経疾患	55

●は行

敗血症	96
肺梗塞	96
白色血栓	32
バセドウ病	90
白血球	19
白血病	75,96
パプテン型	25
ビグアナイド系	93
脾腫	34
非ステロイド性抗炎症薬	65,123
ビタミンC	127
ビタミンC含有製剤	122
ビタミンD欠乏症	107,109
ビタミンD中毒	106
ビタミンDの過剰摂取	108
非ヘム鉄	114
非抱合型	71
肥満	83,129
百日咳	58
標準偏差	11
ビリルビン	71

貧血	25
貧血の種類	30
ファンコニ症候群	75,96
フィブラート系	80,83
フィブリン	36
フェノバルビタール	70
副甲状腺機能亢進症	106,109
副甲状腺機能低下症	107,108
副腎皮質機能低下症	58,91
副腎皮質ステロイド	65
副腎皮質ホルモン	53
副腎皮質ホルモン製剤	21,92
ブドウ糖	124
プロトロンビン時間	36
プロブコール	80
平行状態	45
閉塞性黄疸	87
閉塞性疾患	57
ペニシリンGカリウム	45
ヘマトクリット	27
ヘム（鉄）	24,114
ヘモグロビン	22,27,112
ヘモグロビン異常症	95
ヘモグロビン尿	126
ヘモクロマトーシス	96
ベンジルペニシリンカリウム	45
抱合型	71
乏尿	102
補酵素	110
ポルフィリン	23,114
本態性血小板血症	33,96

●ま行

マグネシウム	110
マクログロブリン血症	96
慢性炎症	113

135

慢性肝炎	72
慢性骨髄性白血病	33
慢性腎不全	107
慢性膵炎	57
ミネラル	105
無顆粒球症	21
無機リン	108
無尿	102
メトトレキサート	68
免疫済細胞	48
免疫複合型	26
免疫抑制剤	49,68
モノグリセリド	81

●や行

火傷	61,99,102
有機リン	108
遊走作用	18
遊離型薬物	45
溶血	73
溶血性貧血	25,95,123,127

●ら行

利尿剤	62,100,119,120
リファンピシン	68
リポタンパク質	82,84
リン吸着剤	109
リン酸カルシウム塩	105
臨床判断値	12
リン製剤	109
リンパ球	19
ループ利尿薬	76,92,100,103,111
レニン-アインギオテンシン-アルドステロン系	103

●わ行

ワーファリン	14,38

ワルファリンカリウム	14,38,70

●アルファベット

ACE阻害薬	103
ALP	50
ALT	13,67
ARB	103
AST	13,53,66
BUN	60,65
C反応性タンパク	47
Ca	105
CCR	62
Child-Pugh	14
CK	54
Cre	65
CRP	13,49
DPP-4阻害薬	93
eGFR	62
Fe	112
G-CSF	21
GLP-1受容体作動薬	93
GLU	88
GOT	66
GPT	67
HbA1c	94
HDLコレステロール	84
HDL-C	12,84
H2受容体拮抗薬	65
Ig	42
JDS	94
K	101
LDH	52,53
LDL	42
LDLコレステロール	86
LDL-C	12,86
Mg	110

Na	98
NaHCO$_3$	100
NGSP	94
NSAIDs	65
P	108
P型アミラーゼ	56
PT-INR	14,38
RAAS	103
S型アミラーゼ	56
SGLT2阻害薬	93
SH基	129
SIADH	99
SU系	93
TC	12,78
TG	81
UA	74

●数字・記号

1型糖尿病	90
2型糖尿病	90
95%信頼区間	11
α2-グロブリン	41
αβ遮断薬	76
α-グルコシダーゼ阻害薬	93
α-グロブリン	41
β遮断薬	76,103
β-グロブリン	42
γ-グルタミルトランスペプチターゼ	69
γ-グロブリン	42
γ-GTP	69

【著者略歴】
中尾 隆明（なかお たかあき）

2008年岡山大学薬学部を卒業し、こやま薬局（岡山）に勤務。薬剤師、管理薬剤師を経て、2016年より企画運営部主任。
薬や健康をテーマにした講演会やホームページ（http://photo-pharmacy.com）など、様々なかたちで情報発信を行っている。

岡　大嗣（おか だいし）

2012年岡山大学薬学部を卒業し、保険薬剤師としてこやま薬局（岡山）に勤務。
日本薬剤師研修センター研修認定薬剤師。
医師への処方提案、患者への服薬指導、看護師やケアマネジャーへの情報提供など様々な場面で検査値を活用している。

【編集協力】
株式会社 エディトリアルハウス

【本文キャラクター】
大羽　りゑ

【本文イラスト】
まえだ　たつひこ

看護の現場ですぐに役立つ
検査値のキホン

発行日	2017年 4月 1日	第1版第1刷
	2020年 3月30日	第1版第4刷

著　者　中尾　隆明／岡　大嗣

発行者　斉藤　和邦
発行所　株式会社　秀和システム
　　　　〒135-0016
　　　　東京都江東区東陽2-4-2　新宮ビル2F
　　　　Tel 03-6264-3105（販売）Fax 03-6264-3094
印刷所　図書印刷株式会社　　　　　Printed in Japan
ISBN978-4-7980-4977-9 C3047

定価はカバーに表示してあります。
乱丁本・落丁本はお取りかえいたします。
本書に関するご質問については、ご質問の内容と住所、氏名、電話番号を明記のうえ、当社編集部宛FAXまたは書面にてお送りください。お電話によるご質問は受け付けておりませんのであらかじめご了承ください。